You are an Ironman

You are an Ironman

초판 1쇄 인쇄일 2020년 9월 22일
초판 1쇄 발행일 2020년 9월 29일

지 은 이 김교문
사　　진 김교문 · 신현두
감　　수 강승규 · 오영환
펴 낸 이 양옥매
디 자 인 임흥순
교　　정 조준경

펴낸곳 도서출판 책과나무
출판등록 제2012-000376
주소 서울특별시 마포구 방울내로 79 이노빌딩 302호
대표전화 02.372.1537　**팩스** 02.372.1538
이메일 booknamu2007@naver.com
홈페이지 www.booknamu.com
ISBN 979-11-5776-940-7 (13510)

이 도서의 국립중앙도서관 출판예정도서목록(CIP)은
서지정보유통지원시스템 홈페이지(http://seoji.nl.go.kr)와
국가자료종합목록시스템(http://www.nl.go.kr/kolisnet)에서
이용하실 수 있습니다. (CIP제어번호: CIP2020038478)

인생을 도전하는 철인들의 이야기

You are an
IRONMAN

김교문 지음

책과나무

절망과 두려움 속
현대인들에게 전하는 메시지

하와이 코나는 철인들에게는 꿈의 무대이다. 평생에 한 번 코나에서 경기하는 것이 철인들에게는 인생의 버킷리스트와 같다. '하와이 코나 월드 챔피언십' 경기는 철인들의 죽음의 무대라고 말한다. 높은 파도, 강력한 바람, 끝없는 언덕, 찌는 듯한 무더위 속 도전에 자기 자신과 싸워서 이기는 선수만이 이 경기를 완주할 수 있다.

'하와이 코나 월드 챔피언십' 경기의 설렘과 두려움이 동시에 다가왔던 그 순간, 나에게 평안과 안정감을 주신 분이 계신다. 그분은 바로 코나에서 만난 김교문 목사다. 철인은 아니지만 코나에 방문하는 철인들을 사랑하는 분이다. 그는 코나에 오는 모든 철인들을 조건 없이 섬겨 주신다. '네 이웃을 네 몸처럼 사랑하라' 하신 신의 명령에 순종하시는 듯하다.

철인들은 모두 그를 안다. 코나를 다녀온 철인들은 경험을 통해 그의 섬김을 알고 있고, 아직 코나 경기를 다녀가지 못한 철인들은 코나를 다녀간 철인들로부터 들어서 알고 있다. 그래서 코나 경기를 꿈꾸는 철인들 사이에서 그는 이미 유명 인사다. 나는 설렘과 두려움으로 코나에 오는 철인들에게 그분이 코나에 계신다는 것이 항상 평강과 안정감을 가져다주실 거라고 말한다.

그분이 이번에 코나 아이언맨에 관한 책을 출판하신다 하여 얼마나 기대가 되는지 모른다. 철인을 향한 그 사랑함과 따뜻함이 책 속에 담겨 있음을 나는 본다. 절망과 두려움 속에 있는 현대인들과 아직 코나를 경험하지 못한 아이언맨들에게 이 책이 사랑과 격려를 주리라 확신한다.

오영환 (대한민국 아이언맨 챔피언)

인생이라는
긴 아이언맨 경기를 하고 있는 분들께

'하와이 코나 월드 챔피언십' 듣는 것만으로도 철인3종경기 동호인들의 마음을 들썩이게 한다. 죽기 전에 꼭 참가해 봐야 할 대회이긴 한데, 참가 자체가 너무 힘든 대회이다. 1998년과 1999년, 나는 운이 좋게도 한 번도 아닌 두 번씩이나 '하와이 코나 월드 챔피언십' 경기에 참가하는 행운을 얻게 되었고 제한 시간 이내에 겨우 완주할 수 있었다.

코나 경기는 전 세계 40여 개 Ironman 대회의 예선전을 거쳐 선택받은 2,500여 명의 철인들이 각축전을 벌이게 된다. 하지만, 국내 선수들은 참가 자체도 힘들고 참가자도 많지 않을뿐더러 참가가 확정되더라도 현지에서 어떻게 해야 할지 난감할 수밖에 없다.

그래서 대부분의 국내 참가자 철인들에게 김교문 목사님은 광야에서 길을 잃은 양들의 목자와 같은 분이시다. 아무런 대가도 없이 한국 동포라는 이유 하나만으로 한국 선수들은 도착한 순간부터 떠날 때까지 우리 선수단을 챙겨 주신다. 그리고 경기 중에는 현지 교민들 및 유학생들과 함께 보급소와 도로에서 태극기를 흔들며 정말 힘들게 경기를 하고 있는 우리 선수들에게 젖 먹던 힘까지 발휘할 수 있도록 준비하시고 응원해 주신다. 새벽 6시 45분부터 밤 12시까지 들어와야 하는 힘든 경기에 마지막 골인 지점 100m 전에서 우리 선수들이 태극기를 휘날리며 골인할 수 있도록 배려해 주시면서 한국 선수로서 조국에 대한 자긍심을 갖도록 도와주시는 모습을 보면서 얼마나 감사한지 모른다.

목회자로 그동안 코나에 살면서 직접 삶으로 경험한 코나 아이언맨 대회를 섬기면서 보고 느낀 마음을 사진과 함께 한 권의 책으로 정리하셨다. 인생이라는 긴 아이언맨 경기를 하고 있는 현대인들에게 이 책이 많은 격려가 될 것이고, 아이언맨 동호회 회원들에게는 '코나' 아이언맨 경기에 대한 꿈을 갖게 해 줄 것이라 확신한다.

코나에 일주일 남짓 짧은 시간을 코나에 머물며 경기 전 긴장감과 경기 후 피로감에 주변을 전혀 돌아볼 수 없는 우리 철인들은 김 목사님의 헌신적인 봉사에 감사할 겨를도 없이 떠나게 됐지만, 이 추천사를 통해 그동안의 헌신에 미약하나마 우리 철인들을 대표해서 감사 인사를 드려 본다.

강승규 (전 계명대 교수, KTS 대표)

사랑·감사·희망의
3종 메시지를 전하다!

나는 그를 아이언맨이라고 말하고 싶다. 그는 내면의 세계 속에서 철인3종경기처럼 '사랑'·'감사'·'희망'이라는 3종 메시지를 전하는 철인이다. 바쁘게 사는 현대인들에게 3종 메시지를 전하기 위해 지금도 달리고 있는 영혼의 아이언맨이라고 말하고 싶다.

내가 그를 만난 것은 행운이라 생각한다. 2007년 10월 세계 각국의 철인들이 모인 '하와이 코나 월드 챔피언십' 철인3종경기 대회에 참가하면서 처음 만나게 된다. 그리고 10여 년이 넘은 지금까지 그의 인생 레이스에 나는 옆에서 오랜 시간을 지켜봤다. 바쁜 현대인의 생활 속에서 따뜻한 마음이 그립고 위로가 필요할 때면 언제라도 나는 그를 다시 찾는다.

이 책이 인간 한계의 도전을 넘어서려는 철인들에게 큰 격려가 되어 줄 것이다. 그리고 인생이라는 긴 경주를 시작한 현대인들에게는 이 책이 많은 희망과 도전을 주리라 나는 확신한다. 일상의 삶에서 힘겹게 '솔로 레이스'를 하고 계신 김교문 목사의 '인생 레이스'인 이 책을 통해 함께 동참하는 계기가 되기를 바라며 '코나커피 코나생각'이라는 SNS를 통해 그가 전하는 메시지를 매일매일 볼 수 있는 것은 우리에게 정말 감사한 일이다.

당신의 인생에 하와이 코나에 방문할 기회가 생긴다면 마지막 마라톤 레이스가 펼쳐지는 그 다운타운의 '코나 헤이븐' 카페에서 저자와 함께 코나커피 한잔 나누며 당신의 인생 레이스에 대해서 나눌 수 있는 행운이 찾아오기를 진심으로 소망해 본다.

조가온 (현, 제주 대표팀 감독)

꿈의 무대에서 만난
신의 선물

내가 그를 만남은 꿈의 무대에서 만난 신의 선물이라고 말하고 싶다. 철인3종경기를 하는 아이언맨에게 하와이 코나 월드 챔피언십 경기에 참가한다는 것은 종교인들이 성지순례를 하는 것과 같다. 인생에 한번 서고 싶은 철인들의 꿈의 무대에서 나는 신이 나에게 예비한 사람을 만난다.

코나 경기는 월드 챔피언십이라는 그 명성만큼 한국 선수가 슬롯을 확보하여 참가하기란 쉽지 않다. 한국에서 공식적으로 인정해 주는 경기를 통해 처음으로 2002년에 꿈의 무대에 서게 된다. '코나', 그곳에 서게 될 때의 감동은 그 무엇으로도 표현할 수 없다. 그리고 긴 시간이 흐른 후 2007년과 2018년에 참가하는 기회를 얻게 된다. 전 세계 70여 개국에서 오는 철인들의 신체 조건을 볼 때면 나는 조금은 위축되는 듯한 마음을 갖게 된다. 그때 꿈의 무대에서 만난 하나님의 사람이 바로 한국 선수들에게 격려가 되어 주시는 김교문 목사다.

처음 낯선 나라에 오면 언어와 문화 차이로 누구나 위축되고 긴장하는데, 코나에 도착하는 철인들을 공항에서부터 오랜 가족을 만나듯이 따뜻하게 맞이해 주신다. 그리고 꽃 레이를 걸어 주시는 김 목사님 덕분에 편안함을 느낀다. 늘 어떤 도움이라도 요청하면 조건 없이 도와주시는 그분의 모습에서 신의 성품이 느껴진다. 참가한 모든 한국 선수들은 지옥의 레이스 코나에서 모두 완주할 수 있음은 그의 기도의 덕분이라고 말한다.

그가 이번에 코나 철인3종경기에 관한 책을 출판한다고 하니 고마울 뿐이다. 참가한 철인들이 해야 할 일인데 말이다. 그가 힘든 운동을 하는 철인들을 얼마나 사랑하는지 알 수 있다. 다시 한 번 철인을 대신해서 감사의 마음을 전하고 싶다. 그리고 경기 전날 코나 앞바다 배에 떠 있는 수상 카페에서 먹었던 코나커피가 정말 그리워진다.

조정현 (철인3종경기 170회 참가자)

아이언맨들에게
큰 격려와 축복을

설렘 반 기대 반으로 나는 그분을 뵈러 갔다. 아주 오래전부터 아이언맨들 사이에는 전해 내려온 소문이 있었다. 하와이 코나월드 챔피언십에 다녀온 철인들 사이에 코나에 아이언맨들을 사랑하는 한 목사님이 있다는 소문 말이다. 나도 익히 들어 왔지만, 2018년 코나 경기에서 처음 뵈었다.

코나 공항에서부터 직접 나오셔서 환영 레이를 걸어 주시고 경기가 끝나고 코나를 떠날 때까지 끝까지 사랑으로 섬겨 주시는 목사님을 뵈니, 비인기 종목으로 늘 격려가 필요한 아이언맨을 서포트하는 한 사람으로 이런 분이 코나에 계신다는 것 자체만으로도 그저 감사할 따름이다. 그는 경기 당일 새벽부터 밤 12시까지 경기 내내 나와 함께 시간을 보내셨다. 경기 레이스 도중 한국 선수가 지나갈 때마다 사진 촬영을 놓칠까 걱정하시면서 뜨거운 하와이 태양 아래에서 함께 지켜 주시던 그 시간을 결코 잊을 수가 없다.

그리고 마지막 피니시 라인에서 태극기를 나누어 주시고 마지막 한국 선수가 들어올 때까지 끝까지 15년간 그 자리를 지켜 주셨다 하니, 아이언맨들 사이에 전해 내려온 소문이 그저 풍문이 아니라 진실이었음을 직접 목격하게 되었고 그 사랑과 열정에 감동받지 않을 수가 없었다.

아쉬운 마음으로 나는 코나를 떠나지만 그 사랑의 마음을 내 마음에 오래오래 간직하게 될 것이라 나는 확신한다. 이 책은 코나 월드 챔피언십에 참가한 선수들이나 앞으로 참가할 아이언맨들에겐 큰 격려와 축복이 되어 줄 것이다. 그분의 열정을 보러, 나는 또 그곳을 찾을 것이다.

신현두 (전, 서울시 철인3종경기 협회이사)

인생의
스타트 라인과 피니시 라인

인생이란 무엇일까? 나는 신이 나에게 주신 시간이라고 말하고 싶다.

철인3종경기에는 스타트 라인이 있고 피니시 라인이 있듯이 인생이라는 경기에도 시작이 있고 인생의 끝도 반드시 정해져 있다. 그리고 나에게 주어진 인생이라는 시간과 날들이 있다. 인생의 삶에서 시간은 흐르고 날들은 하루하루 넘어가지만, 어떤 이들은 살아온 날들의 후회로 인해 과거로 돌아가기도 하고 어떤 이들은 고장 난 시계처럼 앞으로 전진하지 못하고 멈춰 선 사람도 있다.

그러나 신이 나에게 주어진 시간, 그 인생을 도전하며 살아가는 사람들도 있다. 매일매일 살아가는 인생을 도전하는 사람들을 나는 '아이언맨', '철인'이라고 부른다. 매년 10월이 오면 하와이 코나는 자신의 인생에 극한 한계를 스스로를 테스트하고 도전하려는 사람들로 가득 찬다. 전 세계 70여 개국에서 아이언맨들이 코나로 몰려온다. 인생에는 누구나 사연이 있고 고난이 있게 마련이다. 코나 아이언맨에 도전하는 철인들은 자신의 인생에 어떤 이유가 있고 어떤 사연이 있는지, 그 어려움을 극복하기 위해 지구상에서 가장 힘든 코나 아이언맨 경기에 참가한다.

내가 다 일일이 저들의 내면에 어떤 사연이 있는지 알 수는 없지만, 코나에 살면서 하와이 코나 월드 챔피언십을 여러 해 경험하면서 그 사연을 글이 아닌 한 장 한 장의 사진에 담으려는 시간을 보냈다. 새벽부터 시작한 경기가 밤 12시까지 계속되는 경기 중에 멋있게 선두를 달리는 선수의 장면의 사진을 담기보다는 경기 내내 쉽지 않지만 이 경기에 포기하지 않고 도전하는 철인들과 그 가족들의 이야기 그리고 하와이 코나에 사는 사람들의 '알로하! 스피릿(Aloha Spirit)'으로 섬기고 축복하려는 아름다운 사진들을 담으려고 했다. 각자의 사연을 가지고 참가한 20대부터 80대 어르신까지 출발선부터 마지막 결승선까지 완주하는 그 과정의 감동적인 사진들을 많이 담은 이유는 '인생'이라는 철인3종경기처럼 도전하다가 좌절하고 인생의 경기를 포기하려는 사람들에게 용기를 주고 싶어서이다.

나는 마지막으로 이 책을 접하는 한 사람 한 사람에게, 하와이 코나 월드 챔피언십 마지막 피니시 라인에 도착한 선수들에게 외친 그 한마디를 당신에게도 이렇게 불러 드리고 싶다.

"You are an 'Iron man'."

하와이 코나에서 김교문

CONTENTS

PART 1

아이언맨의 Kona

"영원히 살 것처럼
꿈꾸고

오늘 죽을 것처럼
살아라"

Dream as if you'll live forever. Live as if you'll die today. _James Dean

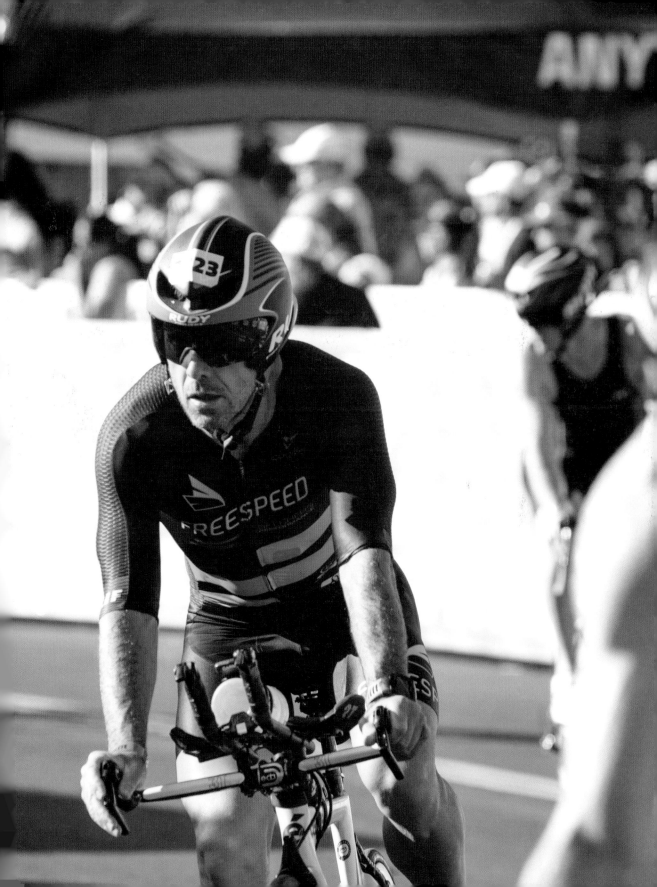

위대한 경주, 코나

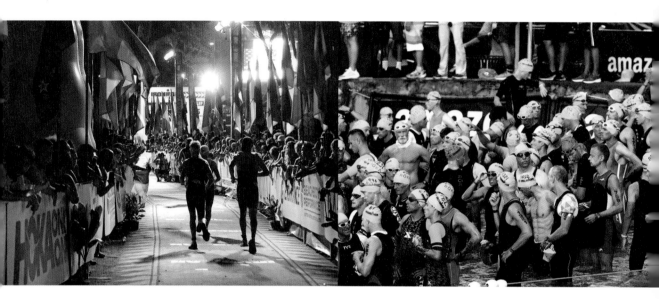

인생을 완주하는 사람이 아름답다

코나에 온 아이언맨은 성공하기 위해 온 사람들이 아니다. 그렇다고 기록을 세우기 위해 온 것도 아니다. 코나의 아이언맨 코스는 기록을 기대하기 어려운 지옥의 레이스이다. 전 세계에서 온 2,500명의 아이언맨은 이 지옥의 레이스를 완주하기 위해 온다. 그리고 완주한 사람들에게 누구나 아이언맨, 철인이라는 메달을 수여한다.

그러나 오늘날 이 시대의 외침은 '성공하라'이다. 서점의 매대 위에 놓여 있는 책들은 대다수가 성공이나 비전, 출세에 관한 책들이다. 빌 게이츠처럼 성공하라, 워런 버핏처럼 부자가 되라, 마크 저커버그처럼 유명인이 되어라…. 그러나 당신을 사랑하고 창조한 신은 인생을 성공하라 요구하지 않는다. 당신에게 허락된 인생이라는 경주를 아이언맨처럼 끝까지 성실하게 완주하기를 신은 간절히 바란다. 그래서 인생을 완주하는 사람이 아름답다.

Life's significance is not about finding success but rather completing the race to the end. (Barnabas Kim)

인생은 성공이 아니라
완주하는 것이다

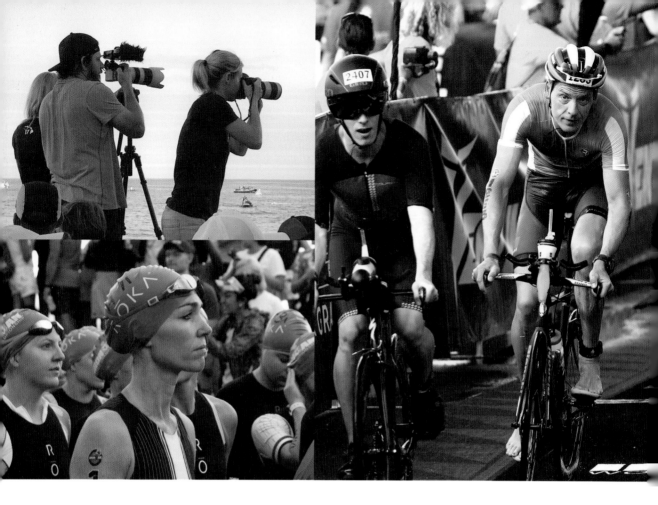

위대한 경주가 시작되다

매년 10월 둘째 주 토요일 코나의 새벽은 긴장감으로 가득 찬다. 이 꿈의 무대에 서기까지 긴 세월을 지나 드디어 이 무대에 서게 된 선수들의 얼굴에 그 긴장감의 모습이 역력하다. '킹 카메하메하(King Kamehameha)' 호텔 주변으로 사람들이 몰려든다. 깊은 상념에 빠진 선수는 누워서 스트레칭을 하기도 하고, 사랑하는 이와 긴 이별을 하듯 펜스 사이로 진한 키스를 하는 이도 있다.

가장 위대한 여행자, 회색기러기의 비행 경로를 경비행기를 이용하여 촬영한 영화가 있다. 자크페랭 감독의 〈위대한 비상〉이라는 다큐멘터리 영화이다. 회색기러기는 어미 곁에서 '위대한 비상'을 위한 비행 훈련을 마치고 드디어 10,000㎞ 이상을 여행한다. 매일매일 회색기러기는 숱한 애로와 난관의 역경에 부딪치게 된다. 그러나 믿음을 가지고 훈련한 기러기는 그 비행을 완주한다.

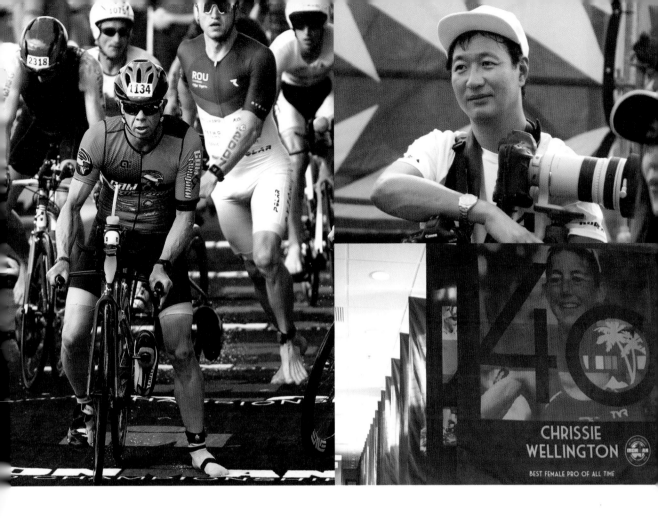

CHRISSIE
WELLINGTON

BEST FEMALE PRO OF ALL TIME

코나에 온 전 세계의 아이언맨도 '위대한 경주'에 도전한다. 새벽 6시 30분부터 밤 12시 전까지 수영, 사이클, 마라톤 풀코스를 경주해야 하는 새벽을 준비하고 있다. 저들은 이 '위대한 경주'에 참가하기 위해 어떤 이는 20년을, 또 40년 평생을 이 무대를 준비한 사람도 있다. 그런가 하면 80세가 넘어선 나이에 참가한 이도 있다. 그리고 그들은 끝끝내 완주한다.

지금 이 시간에도 자신의 인생에서 '위대한 비상'을 준비하는 사람들이 있다. 위대한 경주를 도전하는 아이언맨을 보면서 내가 아는 확실한 것은, 꿈을 가지고 꿈과 함께 걷고 믿음을 가지고 도전한 사람은 영광스러운 인생의 결승선에 서게 되리라는 것이다.

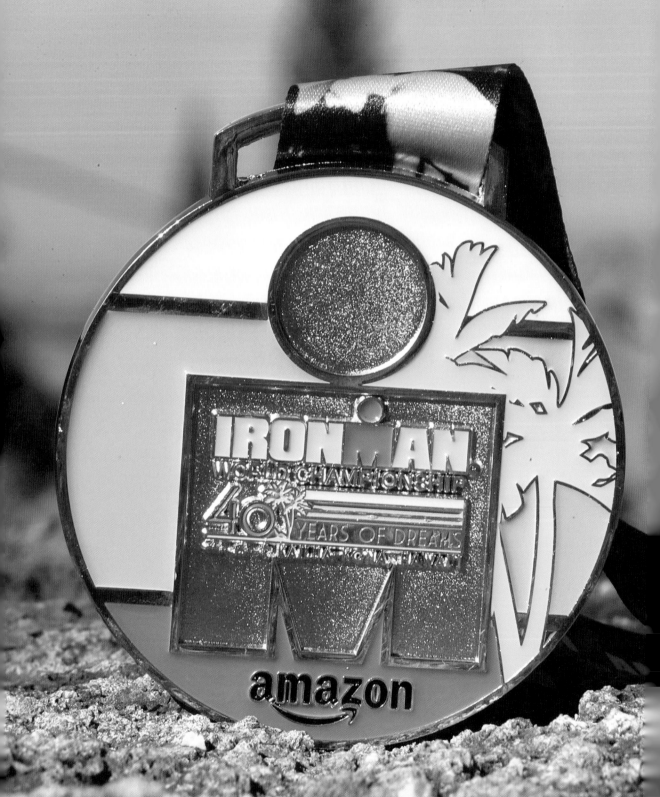

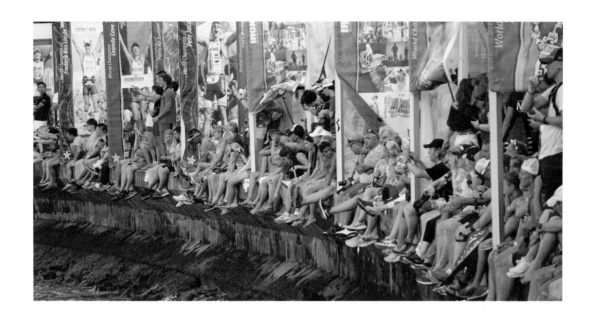

아이언맨의 역사

철인3종경기의 시작은 사소한 술좌석에서부터다. 1977년 2월 하와이 태평양 사령부 미 해군 중령이었던 존 콜린스(John Collins)는 친구들과 시원한 맥주를 마시면서 이야기를 나누던 중 "수영, 사이클, 마라톤 선수 중에 누가 가장 멋있고 강한 선수냐?"라는 농담과 함께 설전을 주고받다가 모두 경기해 보기로 결정하면서 유래가 시작된다. 그로부터 1년이 지난 후인 1978년 2월 18일, 15명이 참가한 경기가 하와이에서 철인3종경기가 시작된 계기가 되었다. 1981년 철인3종경기를 하기에 가장 적합한 빅아일랜드의 코나(Kailua-Kona)로 옮겨지면서 '하와이 코나 월드 챔피언십'이 열리게 되었다.

철인3종경기를 영어로는 '트라이에슬론(Triathlon)'이라고 말한다. 그 어원은 라틴어에서 시작됐는데, '3가지'라는 뜻의 '트라이'와 '경기'라는 뜻의 '애슬론'의 합성어이다. 철인3종경기는 1994년 9월 5일 프랑스 파리에서 개최된 IOC총회에서 올림픽 정식 종목으로 채택되었고, 국제 트라이애슬론 연맹(I.T.U)이 1990년에 창설되면서 극한의 한계에 도전하려는 수많은 사람들의 사랑을 받는 운동 종목으로 발전하게 되었다. 하와이 코나 월드 챔피언십에 참가하기 위해서는 각 나라에서 실시하는 예선전에서 티켓을 받아야 하기에 아이언맨들에게 있어 코나에서 경기를 뛰는 것은 평생에 이루고 싶은 꿈의 목표이기도 하다. 어떤 이는 20~30년 만에 코나 경기에 참가하기도 하고, 평생에 한 번 참가하고 다시 참가하지 못한 사람들도 있다.

꿈의 무대에 서다

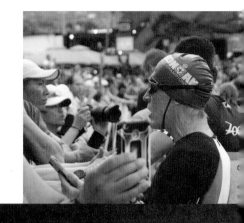

꿈을 기록하는 것이
나의 목표였던 적은 없다
꿈을 실현하는 것이 나의 목표이다

It has never been my object to record my dreams, just the determination to realize them. (Man Ray)

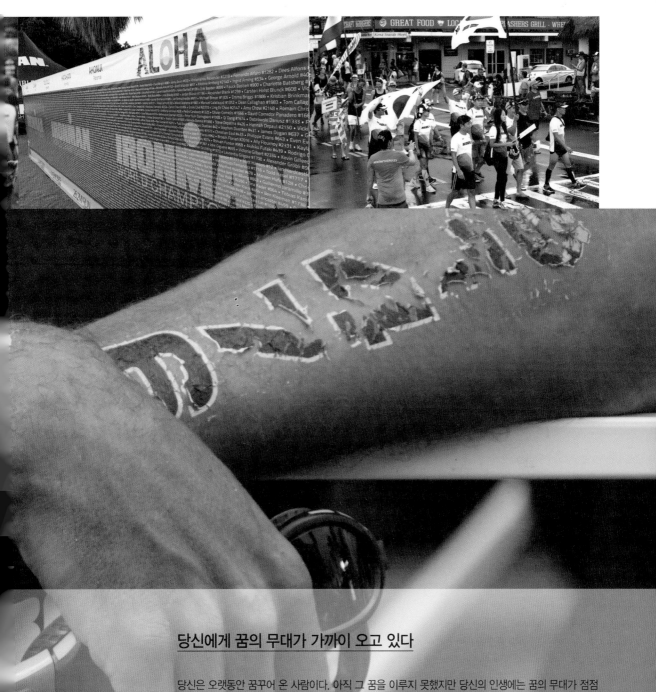

당신에게 꿈의 무대가 가까이 오고 있다

당신은 오랫동안 꿈꾸어 온 사람이다. 아직 그 꿈을 이루지 못했지만 당신의 인생에는 꿈의 무대가 점점 가까이 오고 있다. 꿈을 꾸고, 꿈을 품고, 꿈과 걷고, 그 꿈을 향해 도전하다 보면 언젠가 그 꿈은 이루어 지게 되어 있다. 전 세계 아이언맨들에게도 꿈이 있다. '하와이 코나 월드 챔피언십'은 그들에겐 꿈의 무 대이다. 매년 10월이 되면 그 꿈을 이룬 철인들이 꿈의 무대에 서게 된다. 항상 그때가 되면 어떤 사람들 이 그 꿈을 이루어 코나에 오게 될지, 나는 항상 그들을 맞이할 설렘으로 한 분 한 분을 축복해 본다.

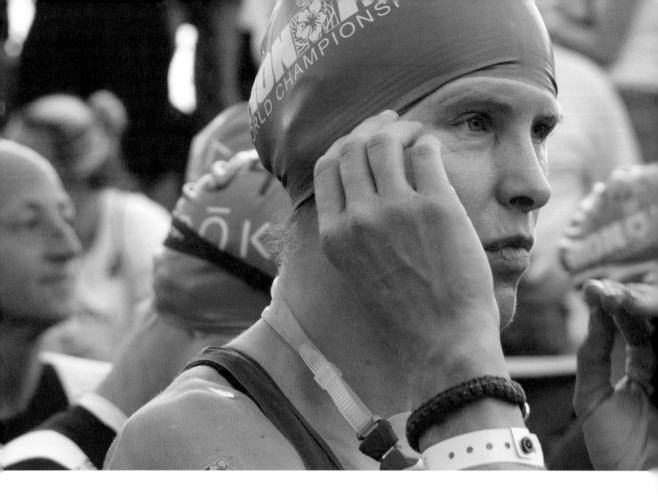

꿈쟁이 아이언맨

지금으로부터 수천 년 전, 어느 꿈쟁이 아이언맨이 있었다. 나는 그를 너무나 잘 알고 있기에 그를 '인생의 아이언맨'이라 부르고 싶다.

그의 환경을 보면 꿈을 꾸고, 꿈이 현실이 될 것이라는 생각으로 살아갈 상황은 아니었다. 그러나 그는 그 어려운 환경에서 꿈을 꾸고 꿈을 붙잡고 산 꿈쟁이 아이언맨이다. 사랑하는 가족과 형제로부터 버림받은 그는 원치 않게 남의 집 밑에서 노예처럼 집 안 허드렛일을 해야 했다. 팔려 간 인생을 산 자는 내일에 대한 꿈을 생각할 수도, 꿈을 꿀 필요도 느끼지 못한다. 그저 하루하루 주어진 인생만 살아갈 뿐이다. 그런데 그런 환경에서도 그는 꿈을 꾼다. 아침이 오면 자신에게 맡겨진 일을 아주 성실하게 다 한다. 그리고 밤마다 내일을 기대하며 꿈을 꾼다.

인생을 성실하게 살다 보면 일이 잘되어야 하는데, 도리어 인생이 꼬이는 일을 당할 때가 있다. 이 꿈

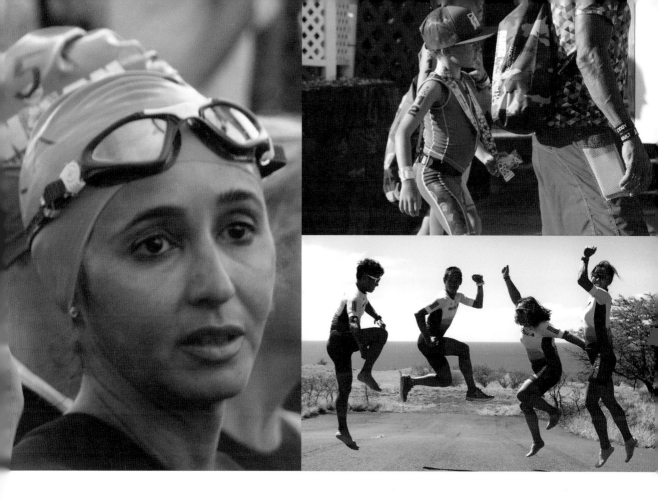

쟁이 아이언맨에게도 오해받는 일이 생겼다. 그는 죄가 없음에도 불구하고 누명을 써서 감옥에 갇히게 된 것이다. 그러나 자신에게 일어난 현실을 포기하지 않고 그 환경에서도 꿈을 꾼다. 그리고 다른 사람들에게 꿈을 이야기한다. 꿈을 꾸어도 시간이 길어지면 절망하게 마련인데, 그래도 꿈쟁이 아이언맨은 언젠가 신이 나의 꿈을 이루어 주시는 날이 오리라 기대하며, 오늘 해야 할 일을 하고 가던 길을 갈 뿐이다.

그렇게 17년의 시간이 흘러갔다. 그리고 그는 꿈의 무대에 서게 된다. 당시 최고의 나라, 최고의 무대에서 최고의 선수로 서게 된 것이다. 그리고 그의 삶과 지나온 역사는 많은 이들에게 도전이 된다. 나는 그 사람을 인생이라는 꿈의 무대에 선 '꿈쟁이 아이언맨'이라고 부르고 싶다.

그렇다면 그 사람은 누구일까? 성서 속에 나오는 '꿈쟁이 요셉'이라는 사람이다. 코나 아이언맨에 참가하는 사람들을 나는 꿈쟁이 요셉처럼 살아가려는 '꿈쟁이 아이언맨'이라고 부르고 싶다. 지금 당신의 현실 속에서도 꿈을 꾸어 보길 바란다. 꿈꾸는 자에게 신은 가까이 계시고, 그 꿈을 이루어 주신다.

꼬마 아이언맨

경기 전 꼬마 아이언맨 행사는 미래의 아이언맨 행사이다. 엄마·아빠와 함께 뛰는 모습이 귀엽기만 하다. 뛰다가 넘어지고 신발이 벗겨져 울기도 하고 난리도 아니다. 마치 한두 살쯤 되는 어린아이의 걸음마 대회 같기도 하다. 그러나 미래의 아이언맨의 모습이 보인다. 자라나는 아이들의 이런 모습이 아름답고 깊은 의미로 다가온다. 코나한인교회 한글학교 출신 어린이들도 엄마·아빠와 함께 미래의 아이언맨을 꿈꾸어 본다.

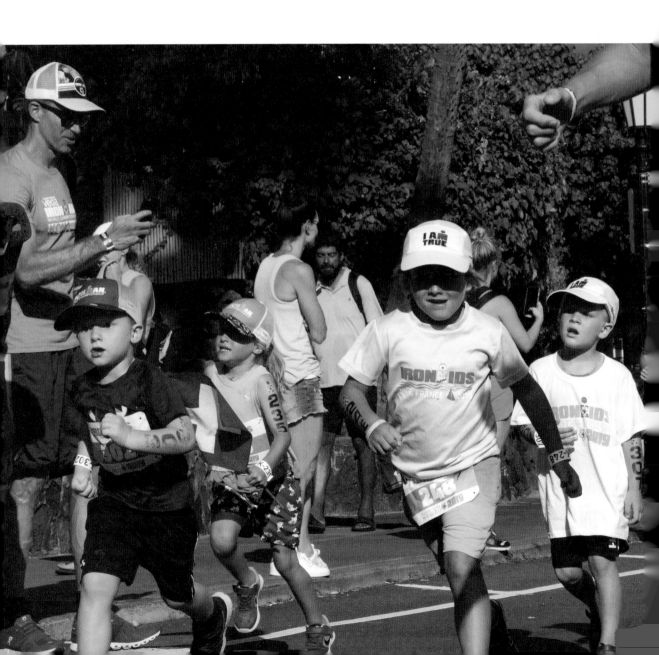

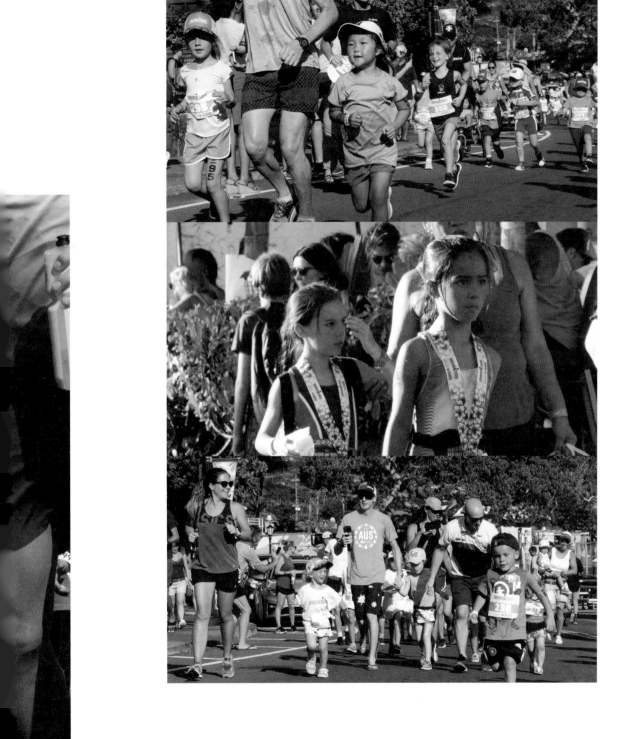

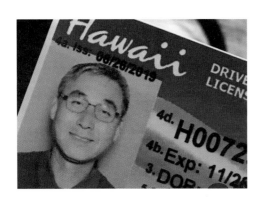

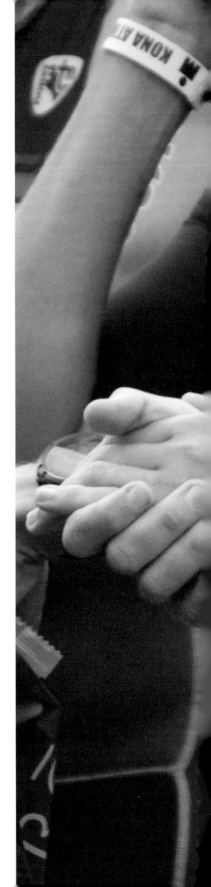

자신과의 약속, 무지개

작은 약속을 지키는 사람에게만 큰 약속이 성취된다

코나를 나는 약속의 땅이라고 말한다. 어린 시절 멀리서만 보았던 무지개를 늘 내 눈앞에서 아주 가까이 볼 수 있는 땅이 코나이다. 자동차 번호판, 운전 면허증도 무지개이다. 하와이를 대표하는 심볼이다. 그래서 나는 코나를 약속의 땅이라고 부른다. '하와이 코나 월드 챔피언십' 경기에 참여하기까지 아이언맨들은 자기 자신과 수많은 약속을 했을 것이다. 그 약속을 자신의 인생에서 날마다 지켜 오다가, 끝끝내 그 약속이 이루어지는 날이기도 하다. 매일 매일 자신과의 작은 약속을 지켜 오다가 인생이라는 경주의 끝에는 아름다운 무지개가 피어오르리라 나는 확신한다.

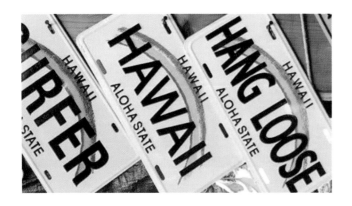

땅만 보고 있어서는 결코
무지개를 볼 수 없다. 하늘을 보라.

You'll never find a rainbow if you're looking down. Look up to the sky. (Charlie Chaplin)

가던 길을 멈추어 봐

가던 길을 멈추어 봐

가던 차를 멈추어 봐

내 눈앞엔 무지개가 피어오르다가 사라진다

당신은 나에게 무슨 약속을 하시려는지

나는 깊은 생각에 잠겨 본다

가던 길을 멈추어 봐

가던 차를 멈추어 봐

새벽이슬 머금은 이름 모를 작은 꽃 나를 바라본다

너는 나에게 무슨 말을 하려는지

나는 깊은 생각에 잠겨 본다

손을 늘어뜨리지 마

고개를 떨구지 마 기운을 내 봐

내가 너를 보고 있어 내 마음은 항상 네 곁에 있지

내가 한 약속을 기억해 봐

세상 어두워 희미하게 들리겠지만

그 약속은 변하지 않아

그날은 반드시 오지

너의 얼굴에 환한 웃음꽃이 피는 그날 말이야

너는 일어나 외쳐 봐

바위 부딪치는 세찬 파도처럼

손을 늘어뜨리지 마 고개도 떨구지 마

사람들에게 이렇게 외쳐 봐

내가 여전히 너를 사랑하고

너를 보고 기뻐 그 기쁨을 참지 못하고 있다고

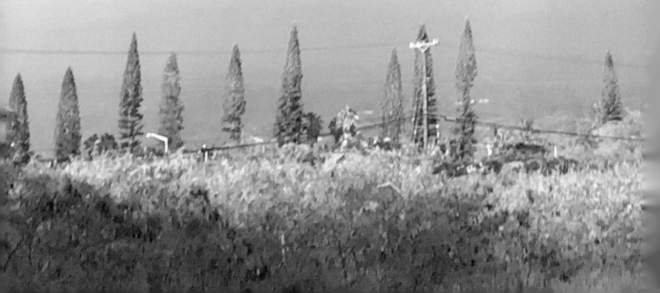

Stop where you are

Stop where you are
Stop where you are
In front of my eyes,
a rainbow arcs
and disappears into the heavens
I fall deep in thought as I consider
Which promise will you fulfill?

Stop where you are
Stop where you are
Unknown flowers that have drunk
the morning dew look at me
I fall deep in thought as I consider
What are you saying to me?

Don't let your hands grow limp!
Don't let your head hang low
Have courage!
I see you, my heart is always with you
Remember my promises
Though the world may seem dark
and my voice faint
My promise still stands
That day will surely come
The day when your bright flower
of a smile will bloom on your face

Stand up and shout it out loud
Just like the waves
that crash against the rocks
Stand up and shout with might
Don't let your hands grow limp!
Don't let your head hang low!
Shout this to the people
I will always love you
I see you and rejoice
Nothing can hold back my joy

Stop where you are
Stop where you are
And think deeply
See a face that smiles with joy
that cannot be contained
I love you, I love you!
That voice becomes clearer
That face more distinct

가던 길은 멈추어 봐

가던 차를 멈추어 봐

그리고 깊이 생각해 봐

기뻐 웃음을 참지 못한 당신의 얼굴이 보이고

너를 사랑해 너를 사랑해

그 음성이 점점 선명하게 들려온다

그 얼굴도 점점 선명하게 보여 온다

– 하와이 코나에서 김교문

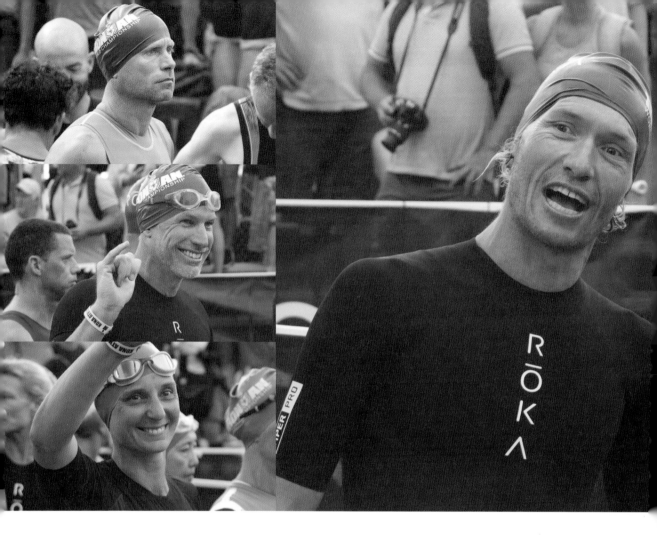

아이언맨과 헛소리

수면 내시경 병실에서 헛소리가 들려온다. 가끔 나는 수면 내시경을 받을 때 병실 밖에서 마취에서 덜 깨어난 환자의 헛소리를 들을 때가 있다. 잠자는 시간을 비롯하여 이렇게 무의식중에 내는 소리를 헛소리라고 한다. 평생에 한 번이라도 하와이 코나 월드 챔피언십 경기에 참여하고 싶은 어느 아이언맨이 수면 내시경을 받다가 마취가 덜 깬 무의식 속에서 무슨 소리를 낼까? "코나, 코나, 하와이 코나…."
그렇다면 목사인 나는 무의식중에 무슨 헛소리를 낼까? 나는 헛소리란 내가 살아온 삶의 일부이며 살아온 삶의 가치관과 경험에서 나오는 소리라고 생각한다. 아주 가끔씩 이런 생각을 해 본다. 목사의 입에

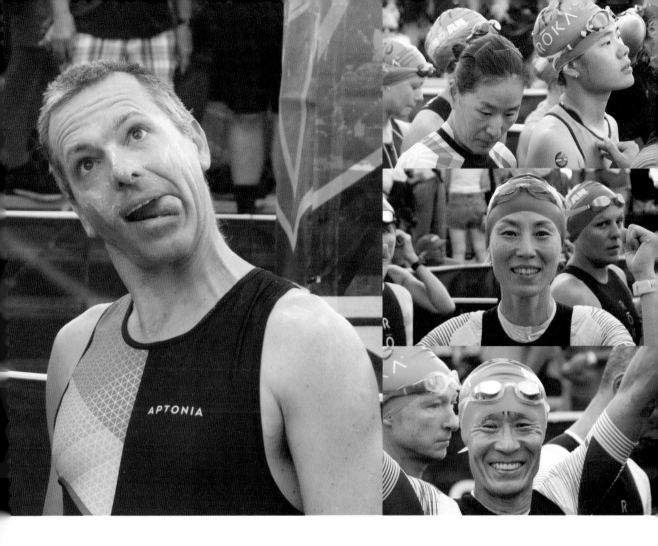

서 누군가를 원망하고 불평하는 헛소리가 나온다면? 생각만 해도 끔찍하다.

우리에게는 누구나 인생의 스타트가 있었고, 인생의 끝 날이 온다. 그리고 잠시 몇 날 며칠을 깊은 무의식 속으로 들어간다. 만약 나에게 그런 순간이 온다면 나는 이런 헛소리를 하고 싶다.

"감사, 감사, 아버지 감사합니다. 아버지의 뜻이 하늘에서 이룬 것같이 땅에서도 이루어지는 삶을 살아온 목사가 되어…."(마 6:10) 무의식중에 헛소리로 "감사합니다."라고 고백하다 먼저 가신 내 아버지·어머니 품에 다시 안기고 싶다.

파도에 몸을 던지다

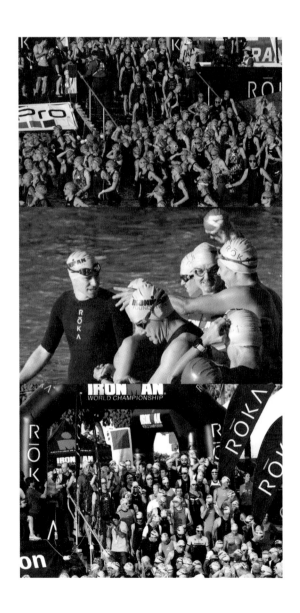

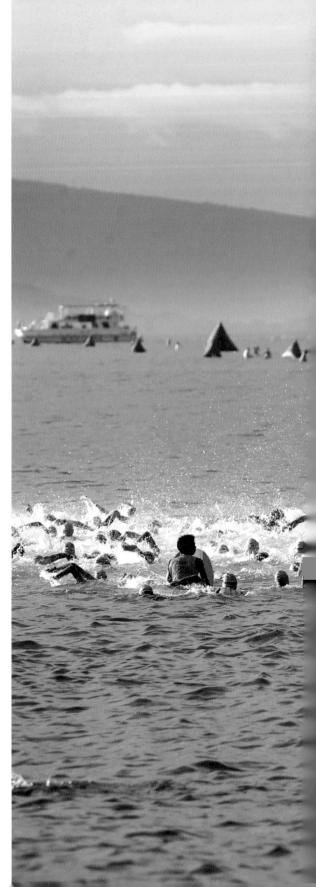

도전하라, 그러면 자유케 되리라

하와이는 파도타기 서핑으로 유명하다. 밀려오는 파도를 보면 항상 두려움이 느껴진다. 코나 다운타운 '피어' 부둣가 위에는 수많은 갤러리들이 모여든다. 역대 우승한 아이언맨들의 대형 사진 포스터가 세워져 있고, 거치게 파도가 치는 코나의 앞바다 위 출발선에는 수천 명의 아이언맨들이 출발 포성을 기다리며 물 위에 떠 있다.

새벽 6시 45분 '펑' 포성과 함께 파도에 몸을 던진다. 그리고 밀려오는 두려움 앞에서 도전을 한다. 사력을 다해 태평양 한가운데로 물살을 가르고 전진해 간다. 코나의 바닷속에 새로운 세계가 펼쳐지며 점점 두려움은 사라지고 파도 위에서 돌고래처럼 참된 자유를 느끼게 된다. 인생이라는 삶의 바다에 살다 보면 수많은 크고 작은 파도들을 만나게 된다. 그 두려움이라는 파도에 몸을 던지는 사람만이 참된 자유를 얻게 되리라. 지금 당신의 인생의 파도에 몸을 던져 보라.

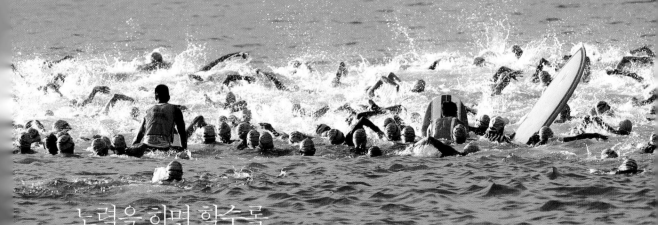

노력을 하면 할수록
행운이 더 많이 온다는 것을 알게 되었다.

I find that the harder I work, the more luck I seem to have. (Thomas Jefferson)

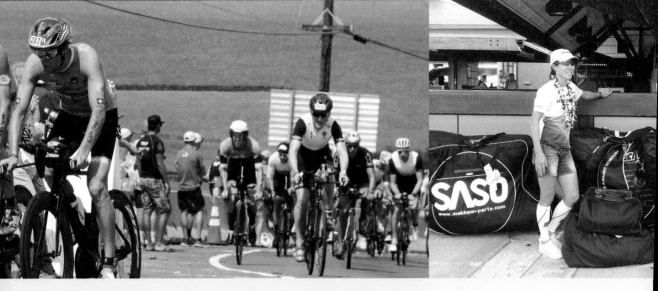

아이언맨과 도전의 원리

1. 작은 일부터 도전하라

갑자기 큰일이 일어나 대박 난 사람이 있다. 로또 복권 1등으로 대박 난 사람 말이다. 사실 이런 사람들의 끝은 대박이 아니라 쪽박으로 끝나게 마련이다. 아이언맨은 한번에 대박을 꿈꾸는 사람이 아니다. 아주 작은 운동부터 도전하다 지구상에서 가장 힘든 경기 아이언맨 풀코스에 도전하는 사람이다.

2. 어려서부터 도전하라

나의 둘째 아들이 유치원에서 선생님과 재롱 잔치를 준비한다. 연습할 때는 아주 잘한다. 그러다 발표 날 무대에 서면 얼음처럼 꼼짝 없이 서 있게 되는데, 아들에겐 재롱 잔치가 너무 큰 무대이기 때문이다. 어려서부터 두려움을 느끼지 않고 즐거움으로 할 수 있는 일을 시작하라.

3. 새로운 길을 가라

여행을 가다 보면 갈림길에 서서 어디로 가야 할지 갈등하는 순간이 찾아온다. 그때 대부분은 안전하고 익숙한 길을 선택하고 가려는 경향이 있다. 그러나 도전의 원리는 많은 길을 돌아온다 하더라도, 그리고 시간을 많이 걸린다 하더라도 새로운 길에 도전하는 것이다. 새로운 길에 대한 도전을 통해 당신의 인생에 놀라운 경험을 하게 되리라 확신한다.

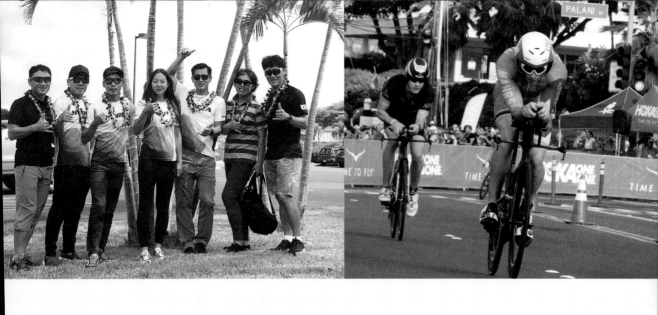

4. 두려움을 잡으라

사람이 도전하지 않는 이유는 두려움 때문이다. 코나에 오면 사우스 포인트 절벽이 있다. 10m가 넘는 높이인데, 앞에 서면 두려움이 생겨서 많은 사람들이 도전하지 못하는 이유이다. 실내 수영과 바다 수영의 차이는 두려움을 극복하는 것에 있다. 바닷속에는 새로운 세계가 있다. 이 새로운 세계는 두려움을 극복하고 도전하는 사람만이 볼 수 있다.

5. 인간의 한계 끝에서 신을 만나다

코나 아이언맨 풀코스는 지옥의 레이스라고 한다. 아이언맨의 코스 중에 가장 어려운 코스이기 때문이다. 경기 중에 인간의 한계에 직면하는 순간이 온다고 한다. 그때 자신의 팔을 붙들어 주는 신을 경험한다고 한다. 도전하는 사람만이 신을 만나게 되고, 기적을 보게 되리라. 나는 확신한다.

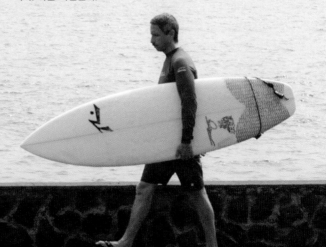

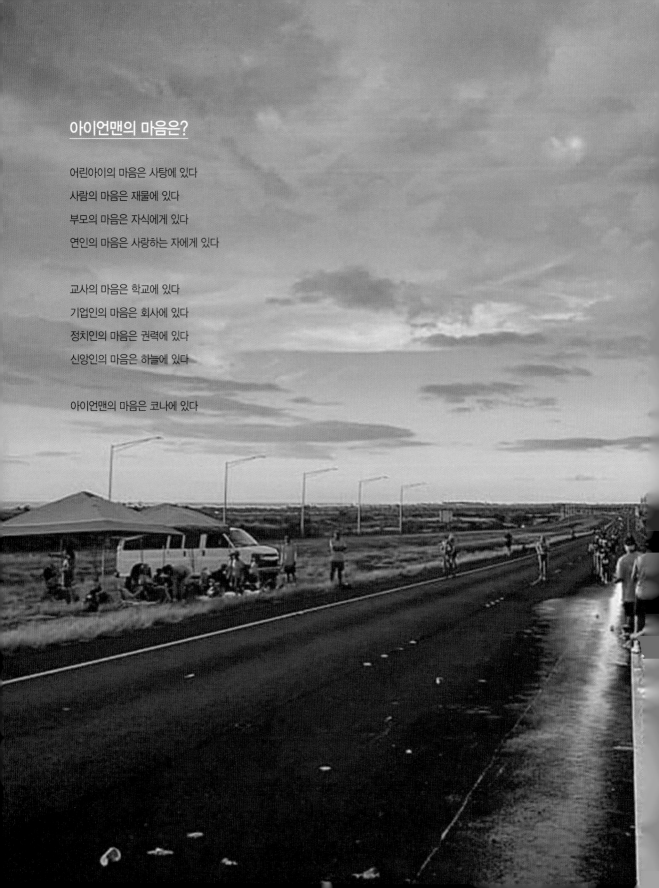

아이언맨의 마음은?

어린아이의 마음은 사탕에 있다
사람의 마음은 재물에 있다
부모의 마음은 자식에게 있다
연인의 마음은 사랑하는 자에게 있다

교사의 마음은 학교에 있다
기업인의 마음은 회사에 있다
정치인의 마음은 권력에 있다
신앙인의 마음은 하늘에 있다

아이언맨의 마음은 코나에 있다

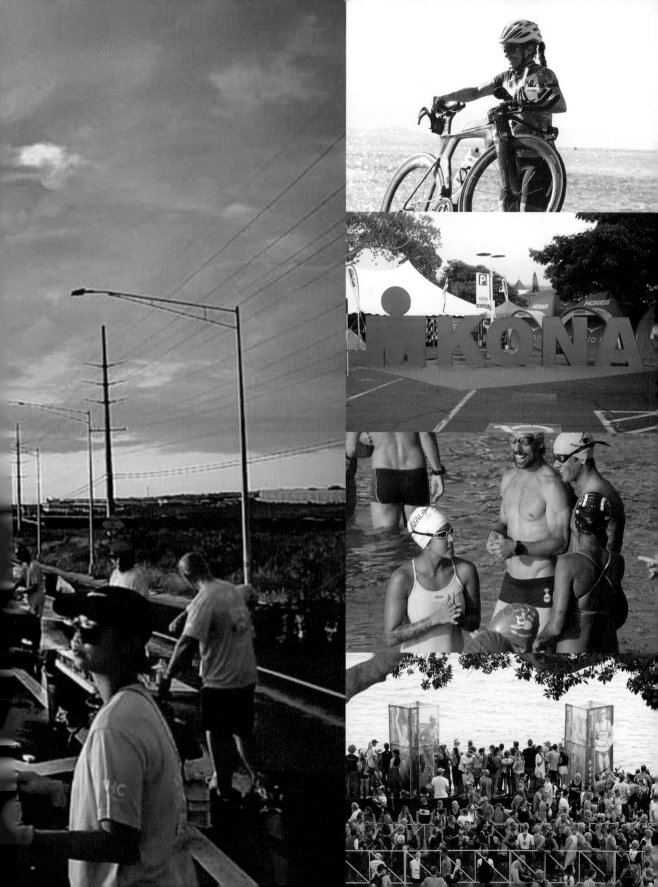

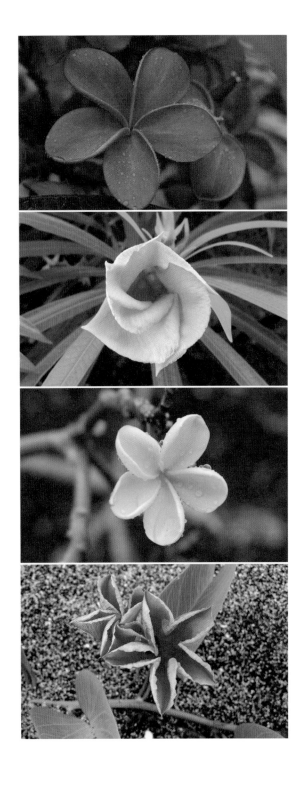

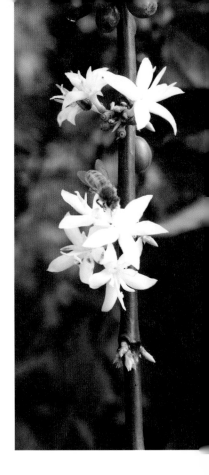

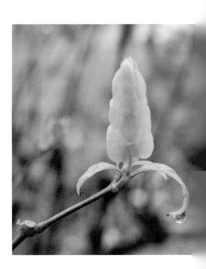

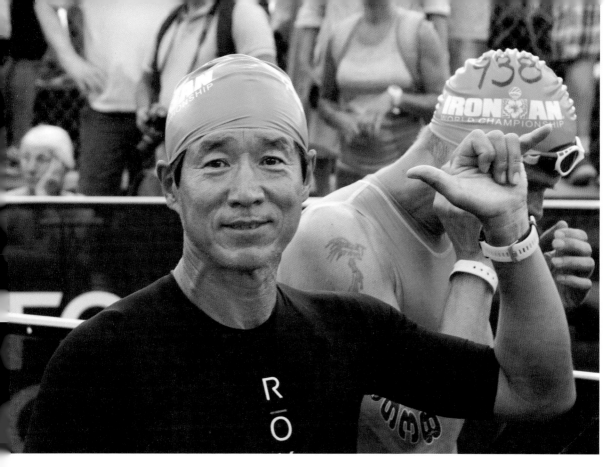

Three things will last forever faith, hope, and love and the greatest of these is love. (1 Corinthians 13:13; LNT)

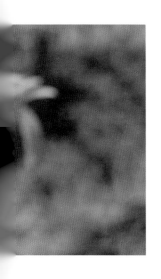

아이언맨과 코나의 꽃들

하와이의 꽃들처럼 아름답고 다양한 꽃들이 이 세상에 또 있을까? 코나 아이언맨 선수들의 유니폼도 하와이 꽃처럼 아름다운 색상으로 다양한 모습을 하고 있다. 창조주가 아름답고 다양한 꽃들을 만들어 놓은 것처럼 코나 아이언맨 경기에 참가한 선수들의 나라도, 참가 선수들의 모습도 하와이의 꽃처럼 다양하고 아름답다. 온 세상이 하와이 꽃과 아이언맨의 모습처럼 아름다워지기를 소망해 본다.

PART 2

아이언맨의 Passion

“ 세상에
위대한 사람은 없다,

평범한 사람들이 일어서서
맞서는 위대한 도전이 있을 뿐이다”

There are no great people in this world,
only great challenges which ordinary people rise to meet.
_William Frederick Halsey

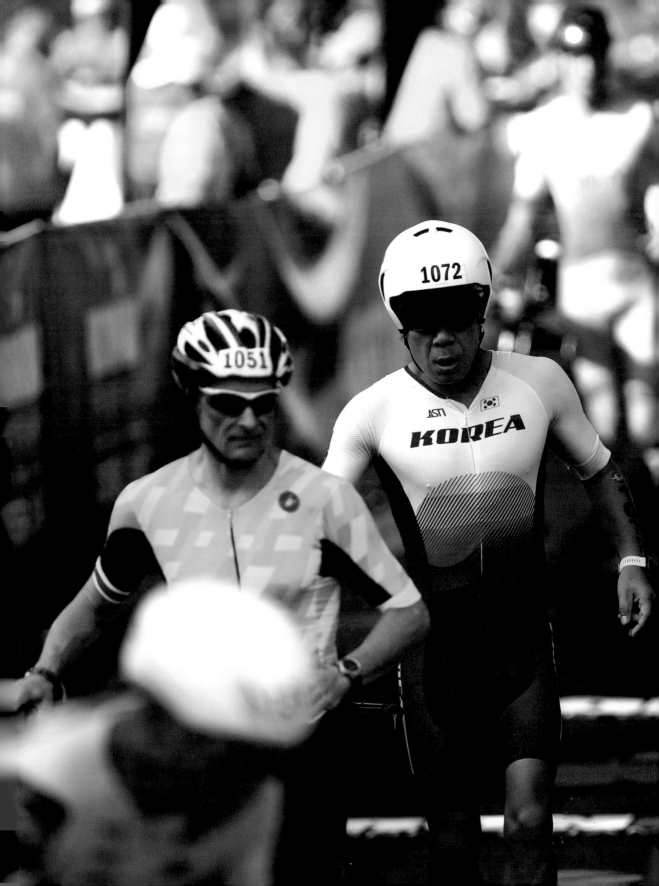

끝없는 도전, 열정

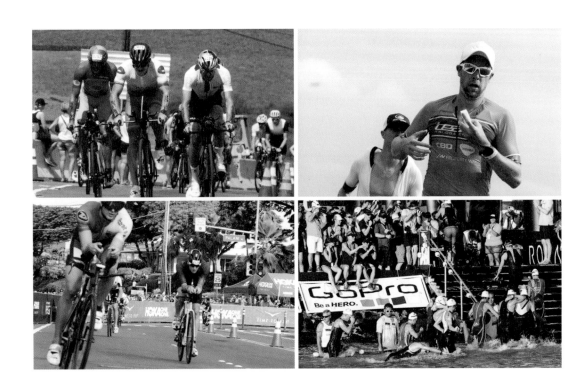

인생의 끝에 서게 될 그 자리를 생각하라,
그러면 열정이 피어오르리라

하와이 코나의 거친 파도를 헤쳐 나온 아이언맨 선수들의 그 얼굴에서 끝없는 열정을 본다. 비록 자신 앞에 아직도 가야 할 엄청난 여정이 남겨져 있지만 말이다. 코나에서 경기를 경험한 아이언맨들은 '코할라 마운틴'을 올라가야 하는 180.2㎞ 사이클 경기를 지옥의 레이스라고 말한다. 그러나 그들은 안다. 이 지옥의 레이스를 통과한 후 올 그 기쁨이 무엇인지…. 지금 힘든 이 자리에 서 있는 것을 생각하지 않고, 끝 날에 서게 될 그 자리를 생각하는 저들의 얼굴에서 끝없는 열정이 솟아남을 나는 본다.

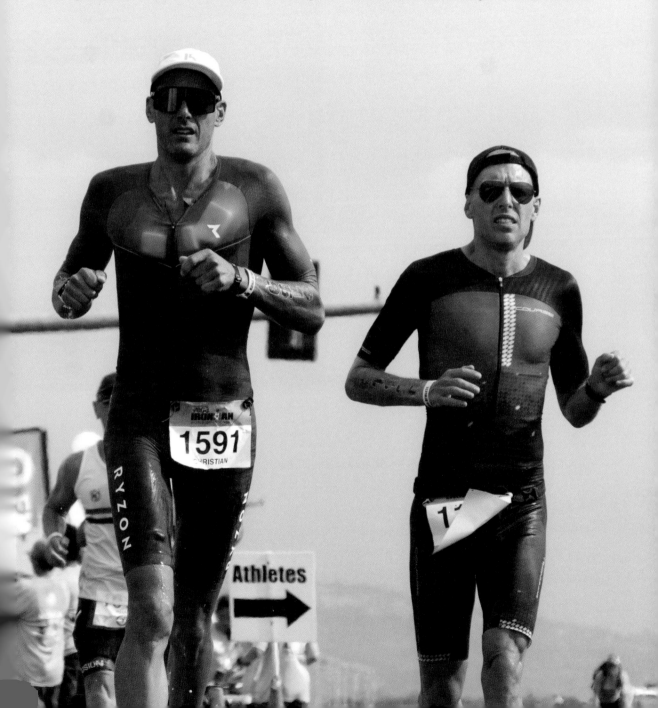

도전은 인생을 흥미롭게 만들며,
도전의 극복이 인생을 의미 있게 한다.

Challenges are what make life interesting; overcoming them is what makes life meaningful. (Joshua J. Marine)

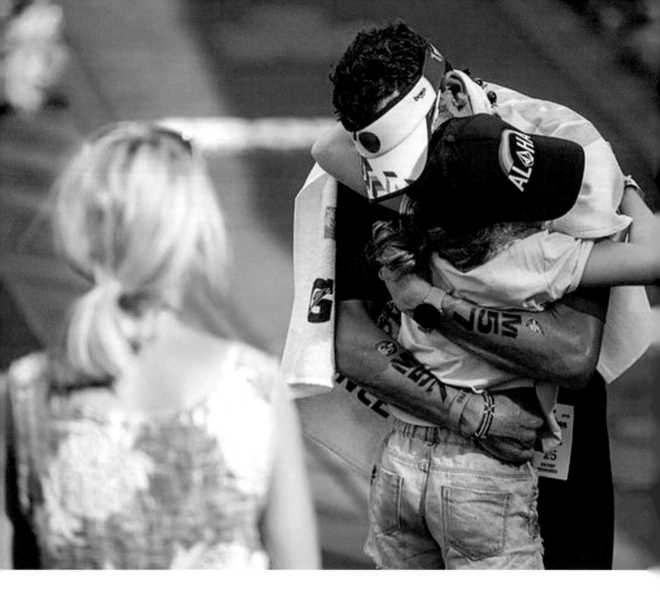

신은 다시 열정을 가지고 도전하는 자에게 기회를 준다

신은 어떤 사람에게 다시 기회를 줄 것인가?

2017년 하와이 코나 월드 챔피언십 경기 직전, 불행한 사고가 일어난다. '팀돈(Tim Don)'이라는

유명한 영국 출신 아이언맨 선수가 있다. 그는 철인대회 세계 기록 보유자로 강력한 우승 후보

였다. 하지만 그에겐 찾아오지 말았어야 할 불행이 찾아오게 된다. 경기 2일 전 다운타운 사거리

에서 사이클 연습 중 트럭에 치여 척추 목뼈가 부러지는 심한 부상을 당하게 된 것이다. 그렇게 하와이 코나에서의 그의 꿈은 사라지게 된다. 그는 은퇴를 심각하게 고민하다가 다시 하와이 코나 월드 챔피언십에 참가하기 위해 재활을 결정한다. 그리고 신은 그에게 도울 자들을 붙여 주신다.

하버드대 출신 재활의학 의사는 그가 다시 하와이 코나 월드 챔피언십 경기에 참여할 수 있도록 재활을 돕기로 결정한다. 여러 명의 의사들은 그의 머리 주위 두개골에 네 개의 나사못을 넣어 Halo라는 의료 도구로 목과 척추를 움직이지 못하게 고정시켰다. 그리고 네개의 막대를 그의 가슴에 딱딱한 조끼에 부착했다. 그는 이 재활 훈련에 임하기 앞서 이렇게 말했다.

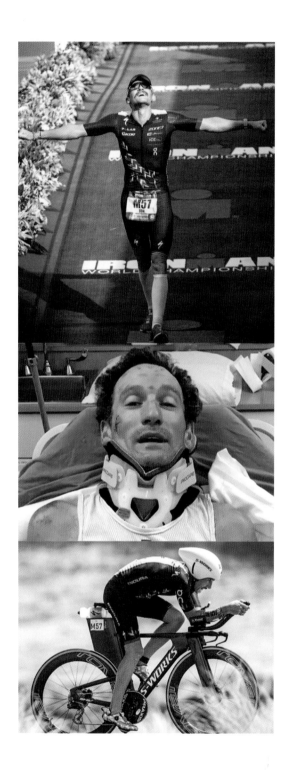

"내가 살아 있다는 것이 행운이며, 나에게 허락된 이 기회를 이전보다 더 현명하고 더 최선을 다해 훈련할 것이다." 그의 말에서 느껴지는 열정과 태도가 하루하루를 희미하게 살려는 우리에게 도전 정신을 일깨워준다. 그는 또 힘든 길이 되겠지만 사랑하는 가족이 있고 헌신적으로 자신을 지지해 주는 많은 친구들이 주변에 있기에 가능할 것이라고….

그리고 그 엄청난 사고가 난 지 단 1년 만에 기적같이 2018년 하와이 코나 월드 챔피언십에 참가했다. 자신의 최고 기록에 턱없이 못 미쳤지만 이 무대에 다시 섰다는 것이 우승보다 더 값진 결과라고 나는 말할 수 있다. 지금 당신의 인생에도 이런 도전을 시작해 보라. 신은 당신을 도와주실 준비가 되어 있으시다. 나는 그가 앞으로 어떤 모습으로 하와이 코나 월드 챔피언십에 나타날지 벌써부터 기대된다. ('남쓰의 끄적끄적' 블로그 일부 내용과 팀돈 인스타그램에서 사진 인용)

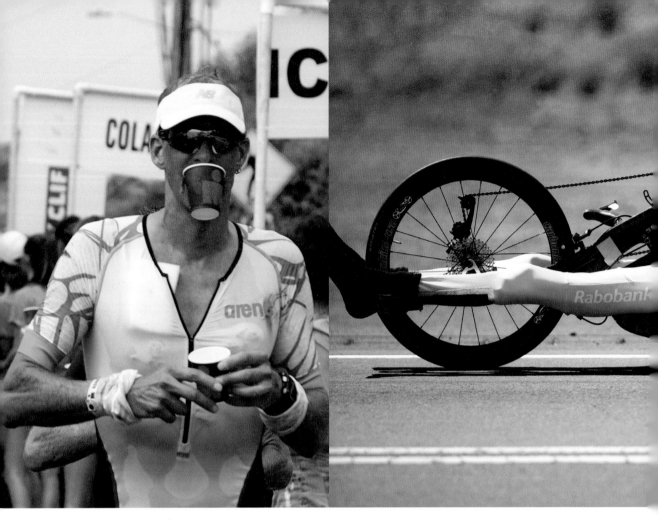

아이언맨의 별명

코나에 오는 아이언맨들에게도 별명이 있다. 별명이란 그 사람의 특징이나 자신이 살아온 삶의 환경과 라이프스타일에 의해서 만들어지는 경우가 대부분이다.

초등학교 친구 중에 별명이 '젖소'인 친구가 있다. 내가 살던 동네에서 젖소를 키우는 목장을 운영하는 집의 아들이다. 그의 이마 위에 머리카락이 항상 한쪽 방향으로 감겨 있었는데, 누가 그러는데 힘센 젖소의 혀가 한번 머리를 핥으면 그렇게 된다는 전설이 내려오고 있다. 그래서일까? 50년의 세월이 지나 이제 60세가 다된 친구의 머리를 지금도 유심히 보게 된다. 그 흔적이 아직도 있는지….

코나 경기에 여러 번 참가한 선수 중에 '또띠나'라는 별명을 가진 아이언맨 선수가 있다. 그는 시

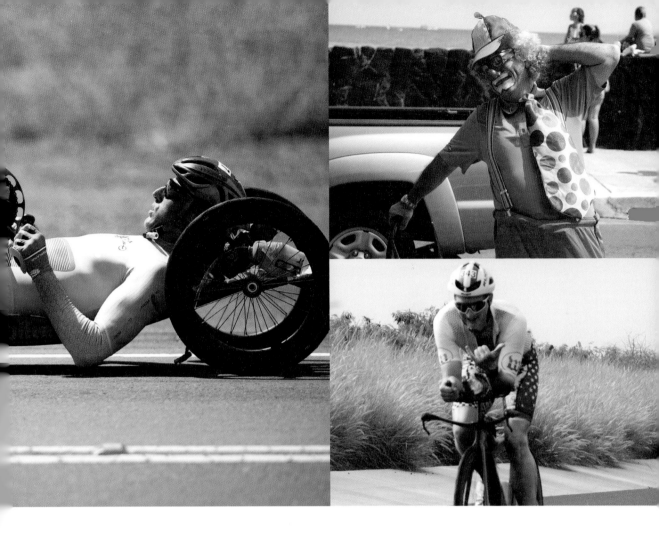

도 때도 없이 시간만 나면 날마다 뛰는 선수라 동료 아이언맨들이 붙여 준 별명이다.

'차돌'이라는 별명을 가진 선수가 있다. 아이언맨 동료들이 붙여 준 별명이 분명하다. 그러나 나는 그를 '탱크철인'이라고 부른다. 그는 내가 그에게 이런 별명을 붙여 주었는지 알지 못한다. '탱크철인'. 하와이 코나 월드 챔피언십에 참가한 선수 중에 그리 크지 않은 적당한 키에 다부진 체격이다. 그리고 항상 상의를 탈의한 채 늘 숙소에서 운동을 한다. 그 얼굴에서 느껴지는 이미지가 '나는 철인입니다'라고 말하는 듯하다.

하와이 코나 월드 챔피언십에 참가한 이 두 선수는 누구일까? 한번 맞추어 보라. 좋은 일이 일어나리라 확신한다. 그리고 당신에게 붙은 별명을 한번 생각해 보라. 지나온 당신의 인생과 라이프스타일을 볼 수 있는 시간을 갖고 당신의 또 다른 새로운 별명을 만들어 보라.

아직도 먼 길

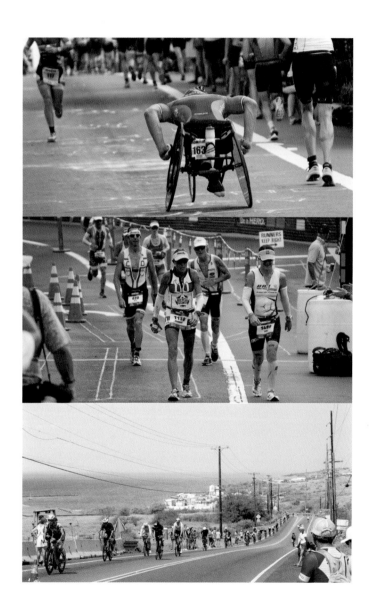

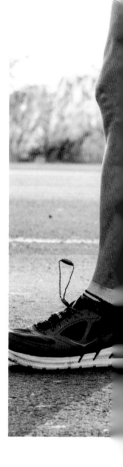

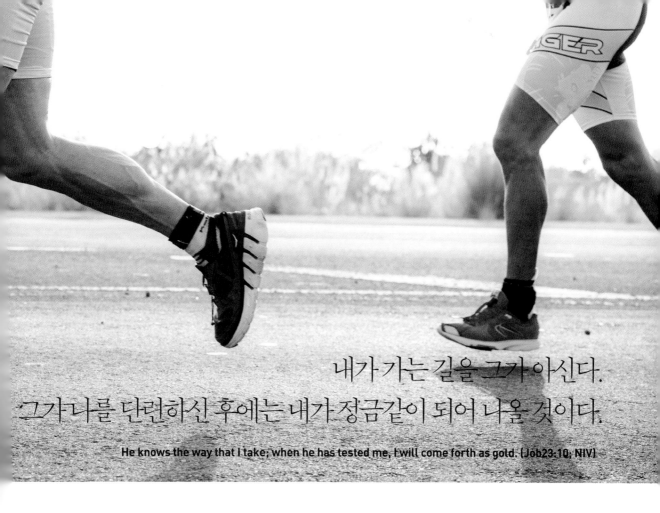

내가 가는 길을 그가 아신다.
그가 나를 단련하신 후에는 내가 정금같이 되어 나올 것이다.
He knows the way that I take; when he has tested me, I will come forth as gold. (Job23:10, NIV)

갈 길이 멀어도 한 발자국만 생각하자

휠체어를 타고 오르막 경사의 길에서 힘겹게 올라오는 한 장애우 선수의 모습이 멀리서 보이기 시작한다. 이제 마지막 마라톤 42.195㎞ 코스에 막 들어섰다. 다른 선수들도 경사로가 버거운지 일렬로 줄을 서서 힘겹게 레이스를 펼치고 있다. 고개를 양 무릎 사이에 파묻은 채 올라오는 장애우 선수는 아직도 갈 길이 먼데 무슨 생각을 하고 있을까? 그가 지나온 인생에서 겪었던 수많은 일들일까, 아니면 이곳 하와이 코나 월드 챔피언십에 참가하기까지의 시간들일까?

그러나 숨이 목까지 차오르는 이 오르막길에서는 아무런 생각도 떠오르지 않을 뿐이다. 오직 한 걸음 한 발자국만 생각하자. 그리고 힘차게 휠체어 바를 돌리고 내딛는 장애우 아이언맨에게는 아직도 가야할 길이 많이 남아 있지만, 마침내 그 결승선에 서리라 기대하고 나는 피니시 라인에서 그를 기다린다.

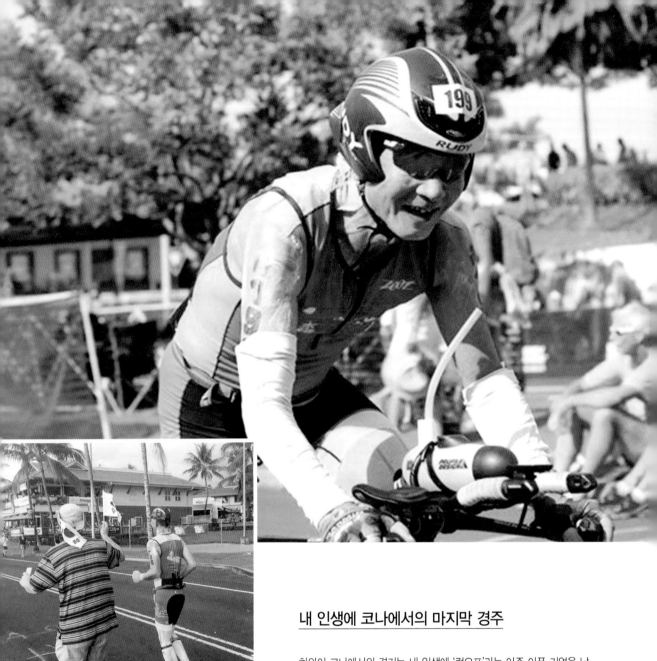

내 인생에 코나에서의 마지막 경주

하와이 코나에서의 경기는 내 인생에 '컷오프'라는 아주 아픈 기억을 남겼다. 무덥고, 바람 불고, 보이는 것은 황량한 벌판과 화산 용암이 흘러간 자국들만 있던 것으로 기억된다. 코나가 있는 빅아일랜드는 단군 할아버지 때쯤 섬이 생겼고 삼국 시대쯤 사람이 살기 시작한 섬이다. 김교문 목사가 발간한 책 『코나 커피, 코나 생각』을 통해 다운타운 '알리 드라

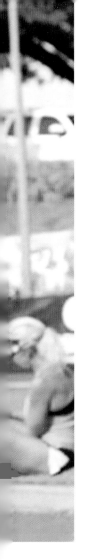

이브' 거리가 하와이 역사의 뿌리이고 옛 왕궁이 있었던 오래된 옛 도시란 걸 알았다.

직항 비행기표와 그나마 싼 곳을 찾느라 큰딸 아리가 짜증을 낸다. "아빠, 마지막이야!" 백번은 더 들었다. 떠나기 전, 훈련할 시간도 없으니 강승규 교수는 예전 컷오프 생각해서 아주 걱정스런 표정이고, '뛴다' 형님은 헬스 강사에게서 둔근 근육 프로그램 훈련을 받아야 하는 거 아니냐며 다그친다. 한번 컷오프를 경험한 나를 걱정한 것이다.

그렇게 컷오프라는 아픈 상처가 있는 꿈의 무대에, 마지막이라는 심정으로 다시 서게 된다. 이제 경기가 시작되기 직전이다. 버디 마킹하고 마킹이 늦어 대포 소리와 함성만 듣는다. 워밍업도 못 하고 출발…. 그렇게 몇 분 후, 나 혼자다. 그러나 괜찮다. 여성 선수들이 올 것이다. 늦게 출발한 여성 선수들이 내 엉덩이를 툭툭 친다. '야들은 왜 떼거리로 다니냐?' 내가 부표 방향으로 정확히 가고 있다는 증거다. 그러니 내가 걸리적거릴 수밖에. 적어도 수십 명의 여성 선수가 내 엉덩이를 건드렸다.

사이클 출발은 늘 나 혼자이다. 시내 구간을 지나 이렇게 30㎞를 지나자 '와이콜로아'가 보이고 '하위'로 가는 코할라 마운틴산이 보이기 시작한다. 바람이 불어온다. 이미 각오는 되어 있다. 김 목사가 말해 준 '와이콜로아', 하와이 말로 '바람'이란 의미를 가진 지역이다. 언덕을 오르면 저 멀리 다시 오르막이 보이고, 오르면 또다시 오르막이 보인다. 마지막 반환점 지점인 코알라 방향은 바람의 상황이 완전히 다르다. 계절풍이라면 바람 방향이 일정해야 하는데…. 이것이 마지막 고비일 거라 생각했다. 코스 설명서에는 오르막길을 오르고 나면 반환점을 돌고 'Pick Up'이라고 쓰여 있다. 뒷바람이라 공짜로 온단 이야기다. 바람과 싸우느라 힘들었지만, 만일 바람이 없었다면 얼마나 지루하고 힘들었을까 하는 괜한 생각을 해 본다.

보급소가 파장이라 물 없는 곳이 많다. 또다시 컷오프의 두려움이 몰려오자 다리 힘이 풀린다. 공항이 보이고 마라톤 하는 선수들이 보인다. 흘깃 보니 걷는 사람이 하나도 없다. 자전차를 맡긴다. 런 코스 골인 지점에 가면 앞에 태극기와 플래카드를 들고 가족이 기다리고 있다. 10년 동안 14개 나라, 환갑 기념으로 시작해서 목동 철인 클럽과 함께하며 이곳 하와이 코나 월드 챔피언십까지 왔는데…. 많은 생각이 스쳐 지나가면서 마라톤을 시작하게 된다.

다운타운을 지나 '코나헤이븐' 카페 앞에서 갑자기 태극기를 들고 함께 뛰어 주는 분이 나타나 나에게 인사를 건넨다. "안녕하세요? 천천히 뛰세요." 김교문 목사다. 마라톤 코스 길거리에서 가족을 응원하는 서양인들에게 "코리아, 코리아!"를 외친다. 사이클 출발 후 2~3㎞ 지점 내리막 사거리에서 "파이팅!" 소리를 들었다. 그 순간 '강 교수가 깜짝 쇼로 나타났나?' 싶었다. 그리고 말한다. "유희란 대표가요! 여러 번 전화했어요!" 그는 여러 번 전화해서 뭐라고 했을까? 컷오프당하면 위로해 주고 술 사 주라고 했을까? 조금 더 가니 가족들이 기다린다. 길가에 태극기를 걸어 놓고, 바닥에는 '아빠 힘내세요, 아빠 사랑해요, 아빠 잘하세요'라 적혀 있다.

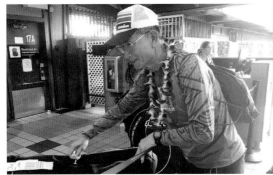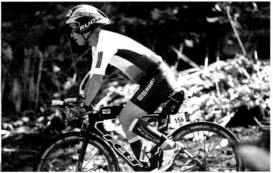

반환점을 돌면 약 15㎞ 지점. 이제 다운타운에서 하이웨이로 오르는 가파른 오르막길을 김 목사가 동반주한다. '나는 언제 걷기도 하고 쉬냐고요!' 속으로 투덜대는데 보급소에서 한국어로 자원 봉사자들이 코리아를 외친다. 김 목사 바통을 이어받아 또 한 분이 동반주를 자청한다. 조명도 없는 어두운 주로를 혼자 뛰는 게 안쓰러워 핸드폰 플래시로 나를 안내한다.

또 다음 보급소에선 한국 학생들이 응원하고 있다. 사진 찍고 부둥켜안고…. 북으로 장단을 맞추어 '대한민국, 짜짜짜짝! 대한민국, 짜짜짜짝!' University of the Nations 열방대학 유학생들이란다. 어두운 밤길, 가도 가도 끝없는 오르막 내리막…. 내리막이라도 그렇게 빠르지도 않은데, 오르막은 속도가 안 난다. 뭐 보이는 거라도 있어야 근육의 통증을 잊어 볼 텐데, 너무 어두워 거리 표시판도 보이지 않는다. 김 목사의 말대로 밤에는 어김없이 몰래 살짝 빗방울이 떨어진다더니 5㎞를 남겨 놓고 빗방울이 떨어진다. 나는 좋은데, 함께 뛰는 교민과 피니시에서 기다릴 김 목사 일행 그리고 우리 가족들이 걱정이다.

드디어 밤 11시가 훨씬 넘어간 시간에 다운타운으로 진입한다. 드디어 하와이 코나 월드 챔피언십, 실패했던 꿈의 무대에서 완주하게 되는 역사적인 순간이 다가온다. 풀렸던 다리에 힘이 실린다. 그리고 긴 시간 동안 나를 기다려 준 가족에게 감사하다. 교민들과 김 목사와 하이파이브를 하고 태극기를 받아 든다. 오늘이 국가 대표 은퇴식일지도 모르니 가장 큰 태극기를 들었다. 관중들의 환호가 더 커진다. 이제 내가 할 일은 다 했다. 기록 16:20, 하와이 코나 대회에서 태극기 펄럭이겠다는 최종 목표를 이루었다.

유희란 철인이 말했다. 오라버니는 수영도 못하고 사이클도 못 타고 런도 느려도 하와이 가는 방법을 알려 주었다고…. 그래서 많은 대한민국의 허접 철인들에게 꿈을 꾸게 해 주었다고…. 유희란 철인과 한국 교민의 도움으로 내가 가장 행복했던 꿈의 무대 '하와이 코나 월드 챔피언십'은 이렇게 유종의 미를 거두게 됨에 감사, 또 감사하다. (하와이 코나 월드 챔피언십 참가자 중 최고령 김병두 선수)

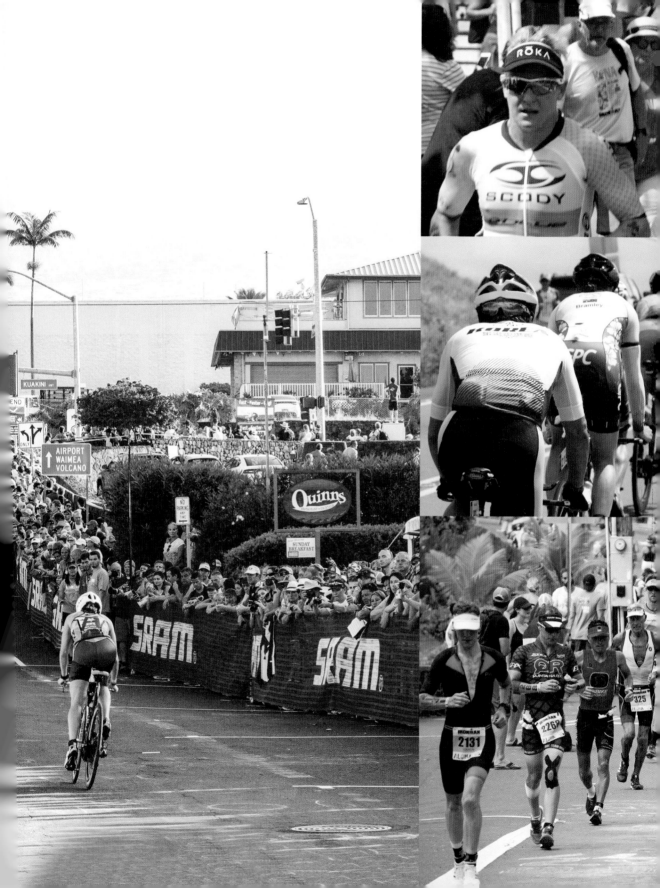

가장 힘든 싸움, 자신

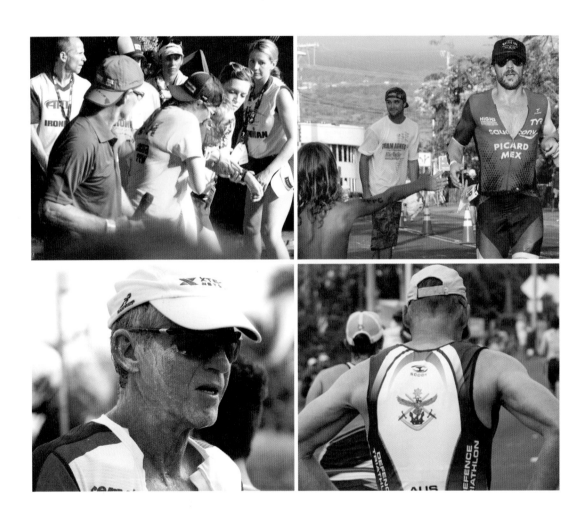

인간은 패배했을 때 끝나는 것이 아니라
포기했을 때 끝나는 것이다.

A man is not finished when he is defeated, He is finished when he quits. (Richard Nixon)

아이언맨에게도 힘든 겨울은 온다

하와이 코나에도 겨울이 있다. 나뭇잎이 떨어지고 '플루메리아' 꽃이 떨어지면 코나에도 겨울이 온 것이다. 우리의 인생엔 늘 기쁨과 감사가 넘치는 탐스러운 열매가 맺히는 가을만 있는 것은 아니다. 개인적인 건강이든 관계이든 가정이든 비즈니스이든, 견디기 힘들고 버거운 겨울이 찾아올 때가 있다. 70대의 여자 어르신이 얼굴에 피를 흘리며 결승선에 들어온다. 레이스 도중에 분명 무슨 일이 있어도 아주 큰 사건이 있었던 게 분명하다. 아이언맨 경기 도중 자신이 포기하지 않으면 의료진이 치료를 할 수 없다. 그에게 찾아온 아이언맨의 경주에도 겨울이 찾아온 것이다. 가장 힘든 시간에 그는 버거운 싸움을 했을 것이다. 이 싸움에서 가장 큰 상대는 이마에 찢어진 상처로 흐르는 피가 아니다. 자기 자신과의 싸움이라고 나는 생각한다. 자기 자신과의 가장 힘든 경기에서 가장 아픈 싸움을 하다가 들어오는 그를 뜨겁게 환영하고 격려한다.

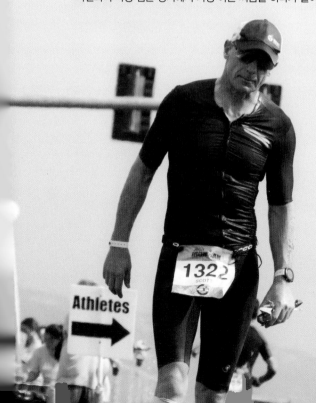
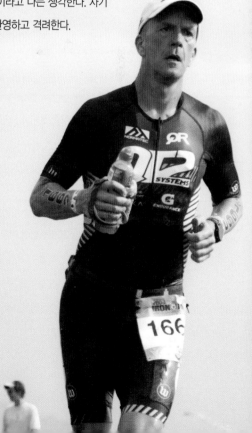

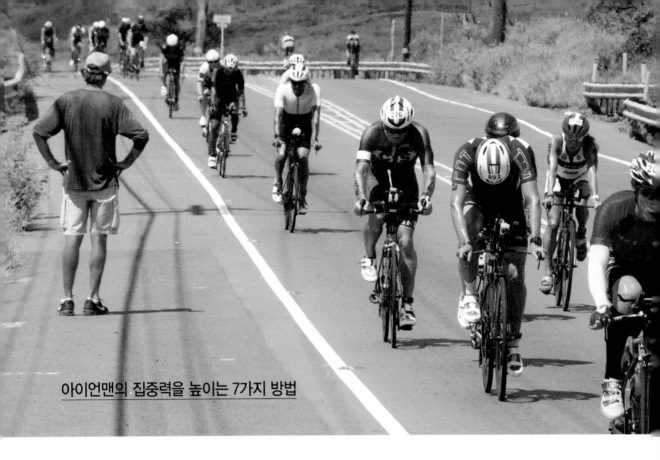

아이언맨의 집중력을 높이는 7가지 방법

1. 장소: 집중력을 높이는 자신만의 장소

아이언맨에게는 집중력을 높이는 장소가 다 있다. 당신이 집중력을 높이려면 자신만의 장소를 선택할 필요가 있다. 업무 처리를 하는 데 집중되는 장소, 깊은 생각을 가질 수 있는 장소, 운동 연습에 집중이 되는 장소 등···. 당신의 집중력을 높이려면 당신만의 장소를 찾을 필요가 있다.

2. 자세: 운동선수의 올바른 자세

아이언맨은 자신의 자세가 항상 올바른가를 확인하고 교정한다. 자세가 뒤틀리면 집중력이 떨어지기 때문이다. 집중력을 높이려면 뇌에 많은 산소가 공급되도록 해야 하는데, 많은 산소를 공급하는 방법으로는 쾌적한 환경도 도움이 되지만, 뇌로 많은 양의 혈액을 공급해 줄 수 있는 자세가 중요하다. 운동선수가 올바른 자세를 유지해야 하는 이유이다.

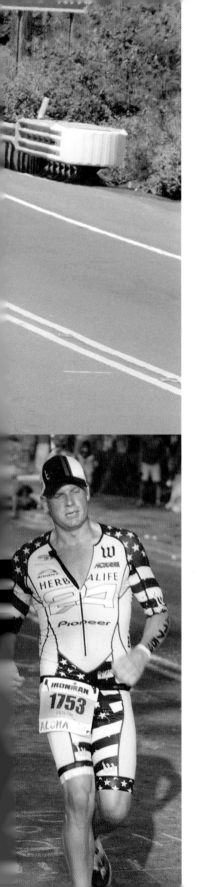

3. 운동: 가벼운 운동으로 집중력을 최대로!

아이언맨 경기는 일상의 삶에서 자신의 몸을 만들지 않으면 완주하기 힘든 경기이다. 일을 하기 전이나 선수들이 본 경기에 들어가기 전에 위밍업을 하는데, 이는 가벼운 운동으로 집중력을 최대한 높여 주는 데 아주 효과적이다. 인생에도 무엇인가 집중해야 하는 시간이 온다면 미리 위밍업을 하라.

4. 식사: 뇌에 좋은 영향을 주는 식단

아이언맨에게 식사는 무척 중요하다. 식단 관리를 못하면 경기에 실패하고 말기 때문이다. 우리의 육체 건강에도 식단은 무척이나 중요하다. 특별히 뇌에도 많은 영향을 주는데, 뇌에 좋은 영향을 주는 음식(포도당), 건과류를 먹는 것이 좋다. 커피는 하루 450㎖ 마시는 것이 좋으며, 효과를 보기 위해서는 30분 전에 마시는 것이 좋다고 한다.

5. 감정: 건강한 감정 컨트롤

아이언맨은 감정을 잘 관리할 필요가 있다. 감정을 4가지로 말한다면 희로애락이라고 정리할 수 있는데 '희·락'이라는 감정은 창조적인 일, 즉 아이디어를 창출하는 데 집중력을 발휘하고 '로·애'라는 감정은 문제 해결 능력을 높이고 이성적 판단 능력을 좋아지게 한다. 이렇듯 건강한 감정 컨트롤이 집중력에 영향을 준다.

6. 묵상: 에너지 조절을 위한 안식의 시간

아이언맨이 경기를 완주하기 위해선 자신의 에너지를 잘 조절하여 사용할 필요가 있다. 이를 위해서는 엄청난 에너지를 사용하는 뇌를 쉬도록 해 주는 안식의 시간이 요구된다. 이것은 호흡과 밀접한 관련이 있어 뇌를 연구하신 짐와일더 박사는 무엇을 하기 전에 호흡의 시간을 가지라고 권고한다. 복식호흡과 함께 가슴 위 쇄골을 심장 박동수와 같이 두들겨 보라. 분명히 도움을 줄 것이다.

7. 습관: 효율적인 에너지 소모를 위해

아이언맨에게는 생활 습관이 중요하다. 하루하루 자신만의 생활 습관, 음식 습관, 언어 습관이 에너지 소모를 최소화시키고 집중력을 극대화시킨다고 한다. 운동선수가 자신만의 프리샷 루틴 습관을 가지고 있으면, 불필요한 에너지를 쓰지 않고 효율적으로 사용할 수 있다.

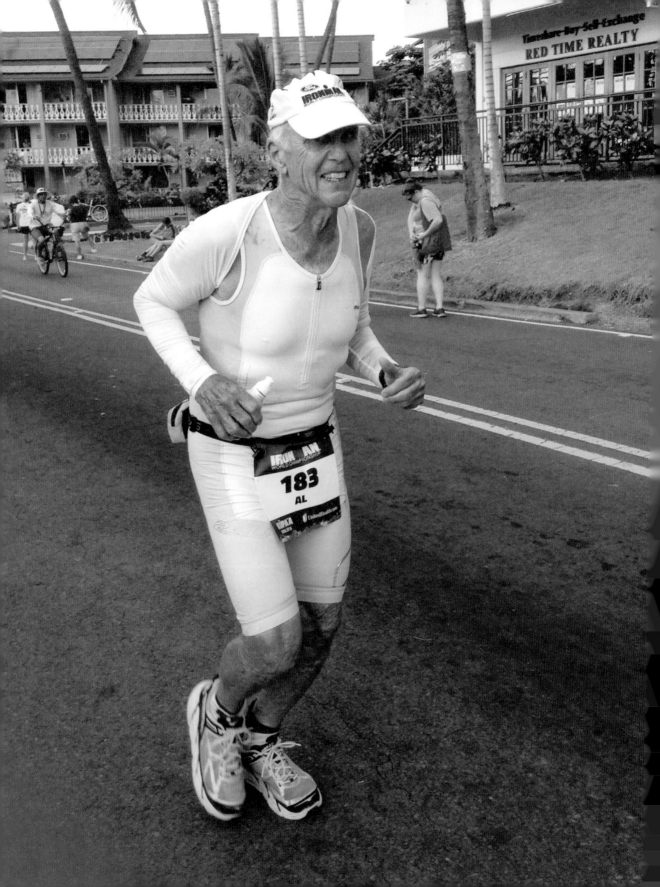

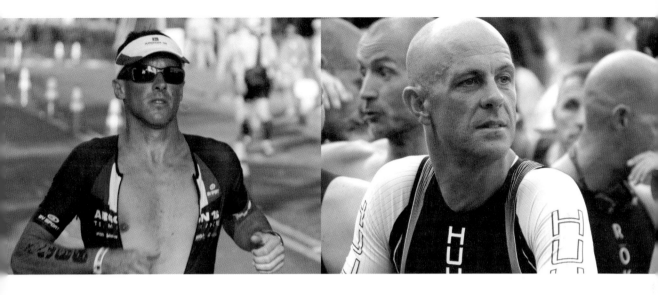

아이언맨의 윌 파워(Will Power)

코나 아이언맨은 체력만 가지고 완주할 수가 없다. 엄청난 정신력이 있어야만 가능하다. 영어 단어 중에 의지라고 표현하는 '윌(Will)'이란 단어에 '파워(Power)'를 합성하면 의지력·정신력·자제력을 의미하는 '윌 파워(Will Power)'가 된다.

뇌를 연구하는 박사들은 축구공만 한 뇌 안에 엄청난 우주가 들어 있는 것처럼 광대하다고 말한다. 그들은 전두엽이라는 부분이 뇌에서 중요한 역할을 한다고 강조한다. 전두엽은 우리의 정신과 마음, 의지력에 가장 영향을 주는 부분으로 우리의 근육과 같은 성질을 가지고 있다. 계속 사용하면 에너지가 소모되기 때문에 뇌의 집중력을 잘 유지하면 엄청난 파워를 가질 수 있다. 뇌를 많이 사용하는 IT 분야의 페이스북 CEO '마크 저커버그'가 평상시 일을 할 때는 단순한 티셔츠에 청바지를 입는 이유가 무엇일까? 그건 바로 에너지를 쓸데없는 데 소비하지 말고 자신이 하고 있는 일에 집중하며 효율적으로 쓰기 위해서다. 아이언맨이 되려면 '윌 파워(Will Power)' 능력을 배양시켜야 함을 명심하길 바란다.

자신의 인생을
컨설팅하라

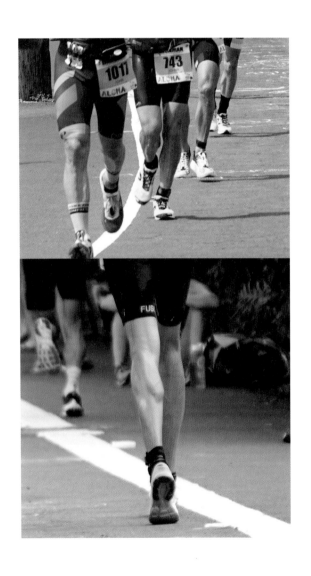

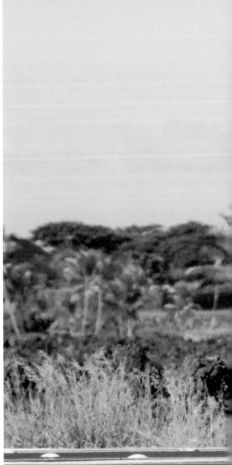

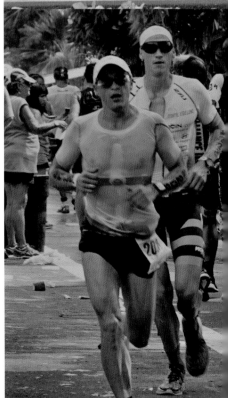

최선을 다하고 최악에 대비하라

Hope for the best, plan for the worst. (Anonymous)

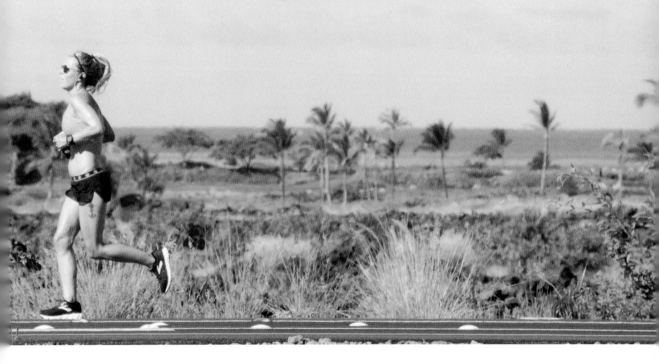

아이언맨의 다리 근육

운동선수마다 잘 발달된 근육이 있다. 체조 선수는 팔과 상체 근육이 발달되고, 씨름 선수는 허리와 하체 근육이 발달된 모습을 보인다. 그러나 아이언맨들은 신체 모든 근육이 잘 달리는 경주마처럼 큰 근육보다는 작은 근육들이 잘 발달되어 있다. 아이언맨의 다리를 보면 나는 그들이 어떤 인생을 살아왔는지 알 수 있는 것 같다.

철인3종경기에 꼭 맞는 근육을 발전시키는 것은 쉬운 일이 아니다. 근육이 한 부분에만 너무 과하게 발달해서도 안 된다. 장거리 경기에 최적합한 신체 조건을 만들기 위해 자신의 인생을 얼마나 철저하게 컨설팅했을지, 나는 그들의 인생에 박수를 보내고 싶다.

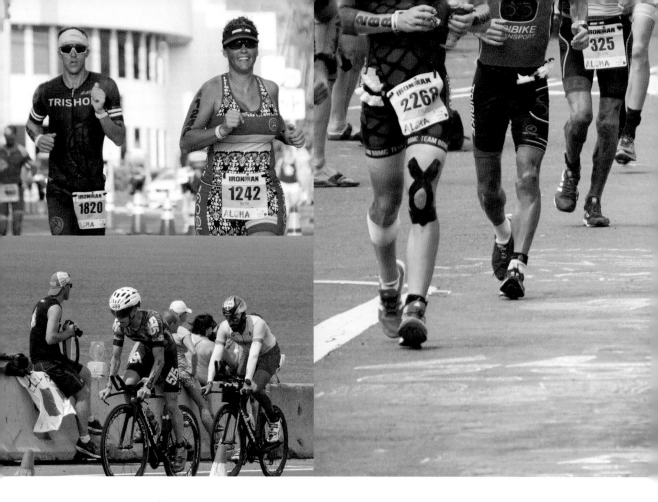

당신의 인생을 컨설팅하라

기업이 새로 창업하거나 어떤 문제가 발생했을 때, 그 원인과 대안을 찾기 위해 컨설팅 회사에 도움을 요청하는 경우가 있다. '컨설팅'은 기업에서 사용하기 전 원래는 의학계에서 유래된 단어라고 한다. 건강에 문제가 발생한 환자의 건강 상태를 진단하고 그 문제를 해결하기 위해 어떻게 치료를 도울 수 있을까 하여 유래된 단어가 '컨설팅'이라고 한다. 컨설팅을 통해 그 문제를 해결하도록 도와주는 전문가를 '컨설턴트'라고 말하는데, 이 단어는 의학의 어떤 분야에 있어서 문제를 해결할 능력을 가진 전문가를 말할 때 쓰는 단어이다. '컨설팅'이나 '컨설턴트'라는 단어가 이제는 다양한 분야에서 사용된다. 기업에서 가장 많이 사용되지만 이제는 다양한 분야에서 활용되고 있는데, 정치·경제·교육·가정·보험·부동산·상속이나 자녀 교육, 때로는 결혼을 다시 생각하는 재혼까지 등장하는 것을 보면 컨설팅의 영역이 어디까지인지 그 범위가 너무나 크고

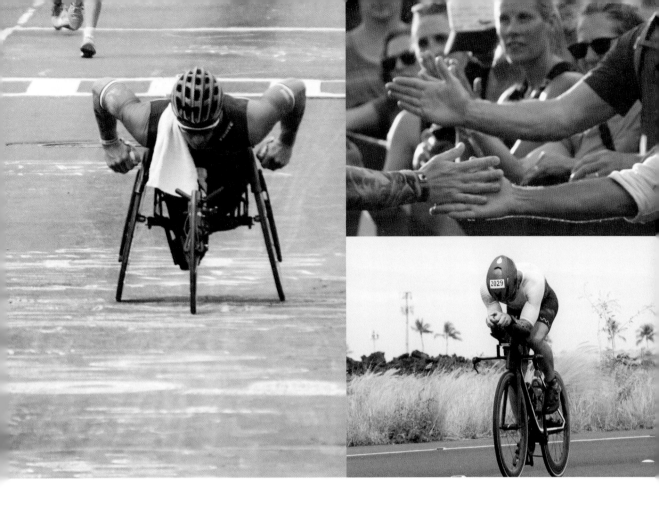

다양하게 활용되는 단어가 되었다.

나는 '나의 인생에 문제가 발생했을 때 내 인생의 문제에 대한 대답을 줄 수 있는 최고의 컨설턴트는 누구일까?'에 대해 고민해 보았다. 나를 만드신 분이 계시다면, 나는 그분에게 나의 인생을 컨설팅하며 새로운 인생을 다시 설계할 것이다. 나는 지금 그 해답을 얻기 위해 위대한 컨설턴트이신 『구약성서』「학개서」에서 대답을 찾아보고 있다. 바벨론에 멸망한 이스라엘이 70년 만에 다시 돌아와 무너진 나라의 영적 회복에 대한 컨설팅에 관한 말씀이 '학개'이기 때문이다.

신앙이 있든지 아니든지 인간을 지나온 역사 속에서 그 교훈을 얻을 수 있기에 만약 당신의 기업이나 가정이나 아니면 아이언맨 운동이나 그 외 여러 가지 상황에서 컨설팅을 해야 할 문제들이 발생하고 있다면, 위대한 컨설턴트이신 창조주가 전해 주시는 문제 해결의 이 말씀을 깊이 묵상해 보길 바란다. 그리고 당신의 모든 문제가 해결되기를 축복해 본다.

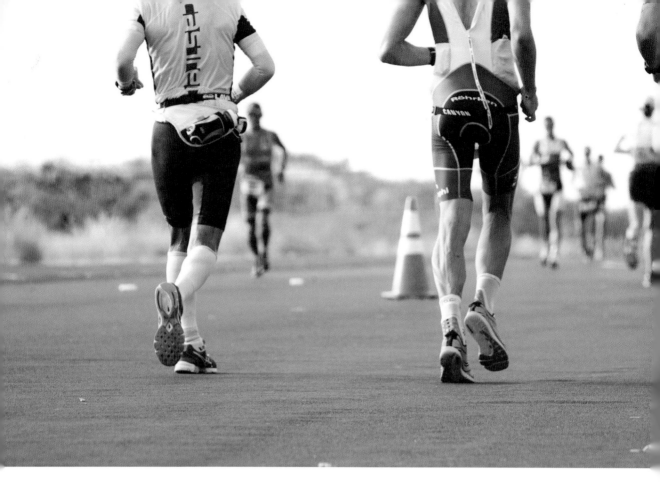

아이언맨의 시간 사용 원칙

하와이 코나 월드 챔피언십에 참가하는 철인들은 하루 주어진 24시간을 어떻게 활용할까? 예선전을 통과한 후 코나 본 경기에 참가한 2,500명의 선수 중 500명의 프로 선수들을 제외한 약 2,000여 명의 선수들 대부분은 전문 직업을 가진 아마추어로 참가하는 선수들이다. 그들은 모두 각자 주어진 삶의 치열한 현장에서 바쁘게 살아가는 현대인들이다. 그런 분주한 현실 속에서 시간을 정말 잘 활용하지 않으면 하와이 코나 월드 챔피언십에 참가하기란 쉽지 않다.

여기 시간을 잘 사용하여 하와이 코나 월드 챔피언십에 참가한 기업인이 있다. 더 액티브 네트워크(The Active Network)의 창업자인 '미치 스로우어'이다. 그는 자신만의 비결에 대해 하루 24시간을 3등분으로 쪼개어 사용하는 것이라고 말한다. 8시간은 잠자는 시간, 8시간은 주어진 일을 하는 시간으로 사용하고 마지막 8시간은 자신이 인생에 꼭 하고 싶은 취미 생활에 활용하라고 권고하면서 '888 시간 사용 원칙'을

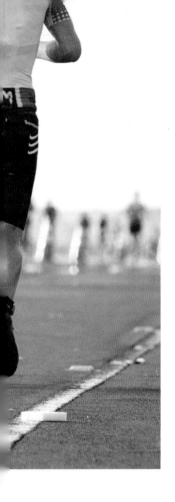

권고한다.

치열한 전쟁터와 같은 기업 현장에서 회사의 경영을 책임 맡은 CEO로 사는 일은 결코 쉽지 않다. 수많은 국내·외 출장과 긴박하게 결정할 일이 많은 기업의 미팅 시간 가운데서도 그는 가능한 하루를 8시간씩 쪼개어 효율적으로 활용하는 삶을 살았다. 그리고 그는 정말로 이루고 싶었던 꿈, 하와이 코나 월드 챔피언십 경기에 참가하는 그 꿈을 이루게 된 행복한 사람이라고 말한다. 어떻게 하면 행복한 인생을 살면서 성공도 할 수 있을까? '미치 스로우어'는 대부분의 사람들은 16시간, 즉 잠자는 시간과 일을 하는 8시간은 대체적으로 잘 활용하지만 마지막 자신이 꼭 하고 싶은 8시간을 어떻게 쓰는지에 따라 인생이 달라진다고 말한다.

8시간은 꽤 긴 시간이다. 서울서 부산을 KTX 타고 두 번 왕복할 수 있는 시간이고, 비행기를 타고 인천국제공항에서 7,591㎞를 날아와 하와이 코나에 올 수 있는 긴 시간이다. 그리고 2시간짜리 동영상 강의를 4개나 볼 수 있는 충분한 시간으로 마음만 먹으면 어떤 학문을 습득하기에 충분한 시간이기도 하다. 코나에 오시는 철인들의 직업을 보면 얼마나 다양한지 모른다. 대기업이사, 한의사, CEO, 교수, 자영업자, 회사원, 주부 등 모두 다 바쁘게 살아가는 사람들이다. 그들은 모두 자신에게 주어진 하루 24시간을 '미치 스로우어'가 말한 대로 888 시간 사용의 원칙에 따라 잘 쪼개어 사용한 사람들이다. 그리고 꿈의 무대 하와이 코나 월드 챔피언십에 참가한 사람들이다. 나는 그들이야말로 이 세상에서 가장 행복한 사람들이며 성공한 사람들이라고 말하고 싶다. 당신의 인생에도 888 시간 활용 원칙을 적용해 보라. (커스벤CUSVEN 시계 사진 제공)

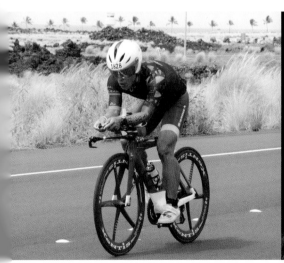

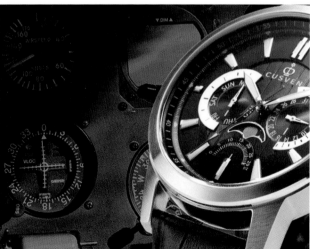

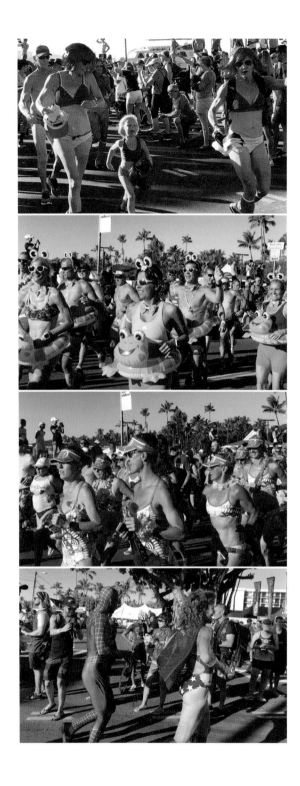

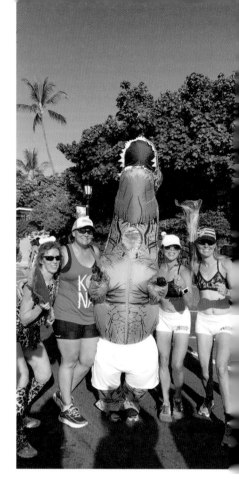

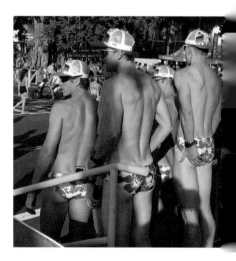

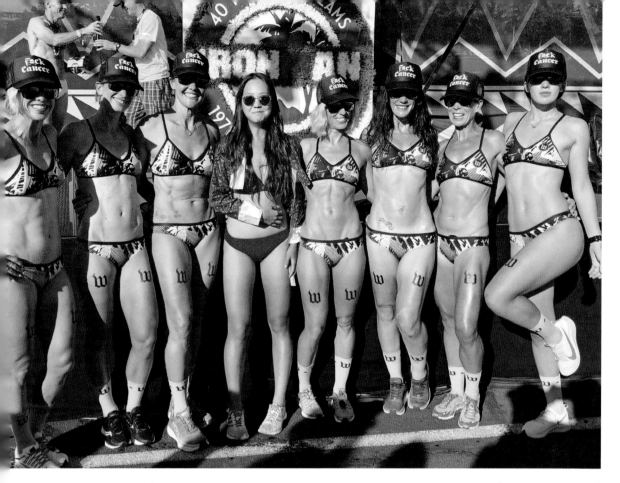

Love each other with genuine affection, and take delight in honoring each other.(Romans12:10; LNT)

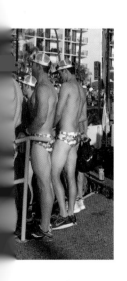

아이언맨과 언더런

언더런은 아이언맨과 그의 가족이 참여하는 식전 행사로 진행되는 행사이다. 다양한 아이디어와 속옷 모습으로 달리기를 하는 행사. 어린아이들부터 온 가족이 참여하는 이 행사는 꿈의 무대에서 펼쳐질 경기 전 아이언맨에게 긴장감을 줄여 주고 즐거운 마음으로 임할 수 있도록 도와준다. 한국 선수들은 부끄러움 때문에 많은 참석은 없지만 가끔 용감한 한국 아이언맨들이 있다.

PART 3

아이언맨의 Etiquette

"비관론자는 모든 기회에서
어려움을 찾아내고

낙관론자는 모든 어려움에서
기회를 찾아낸다"

A pessimist sees the difficulty in every opportunity;
an optimist sees the opportunity in every difficulty. _Winston Churchill

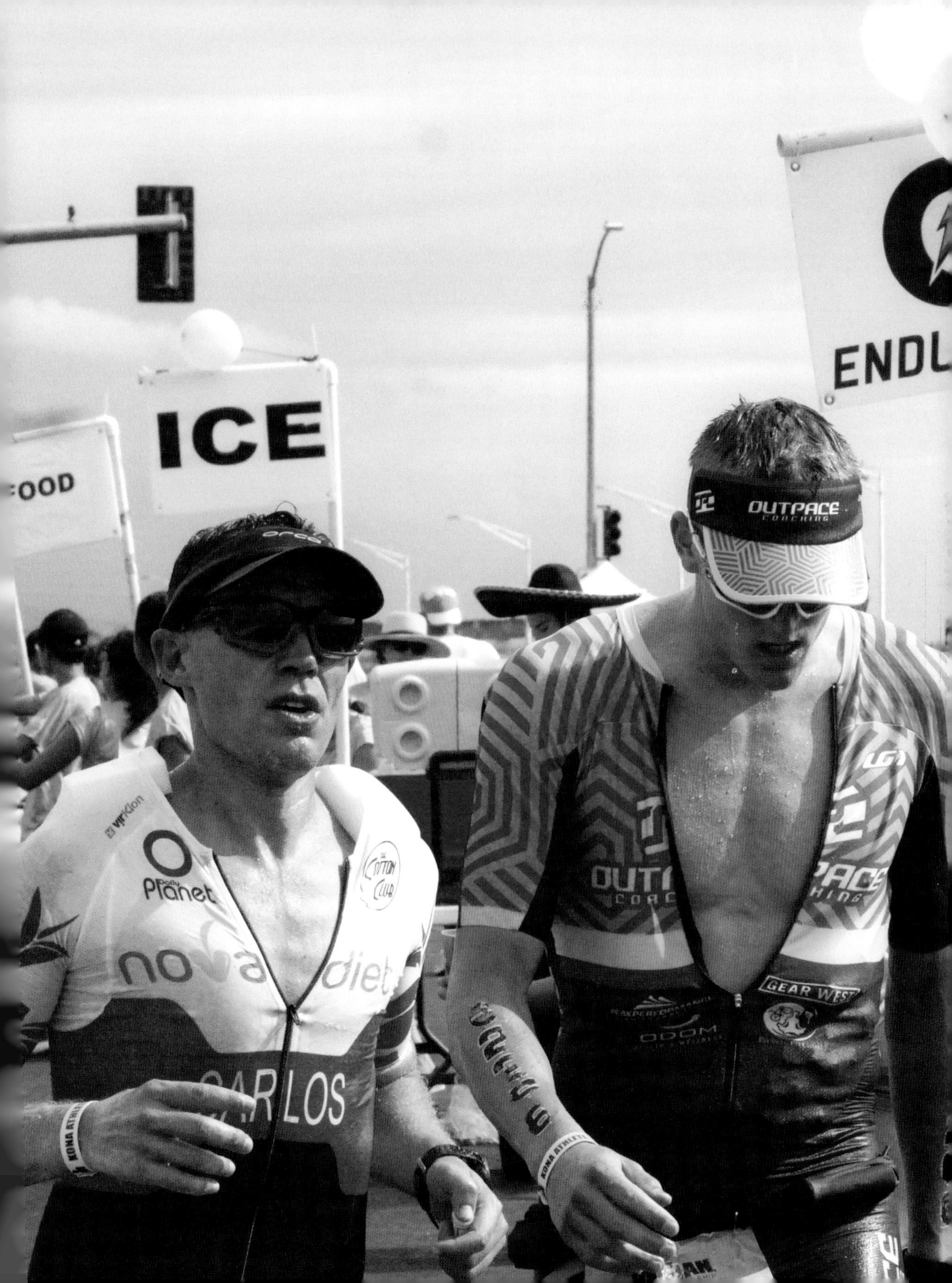
ICE
FOOD
OUTPACE
COACHING
novadiet
CARLOS
GEAR WEST

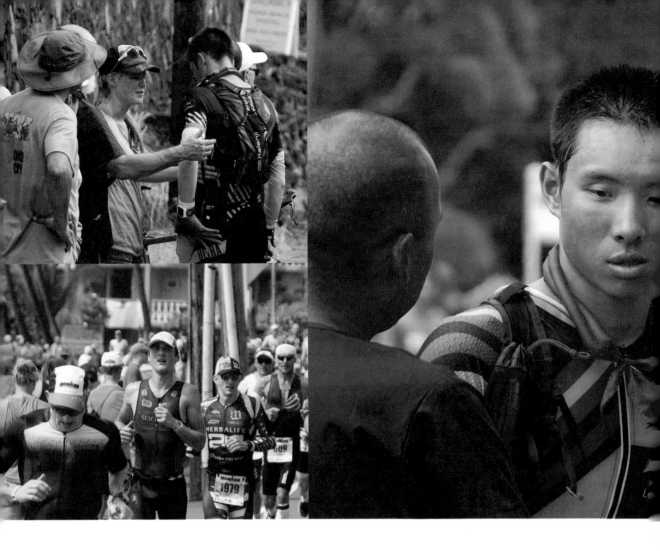

피할 수 없는 절망

누구에게나 인생에 절망이 찾아온다

아이언맨의 마지막 코스 마라톤을 뛰던 한 선수가 가던 길 위에서 멈추어 서 있다. 어지러운지 똑바로 서 있기조차 힘들어한다. 누가 불렀는지 앰뷸런스가 달려왔고, 의사는 이 선수가 계속해서 경기를 뛰어 완주할 수 있는 상태인지를 알기 위해 질문을 한다. 선수는 이미 자신의 몸 상태가 정상적

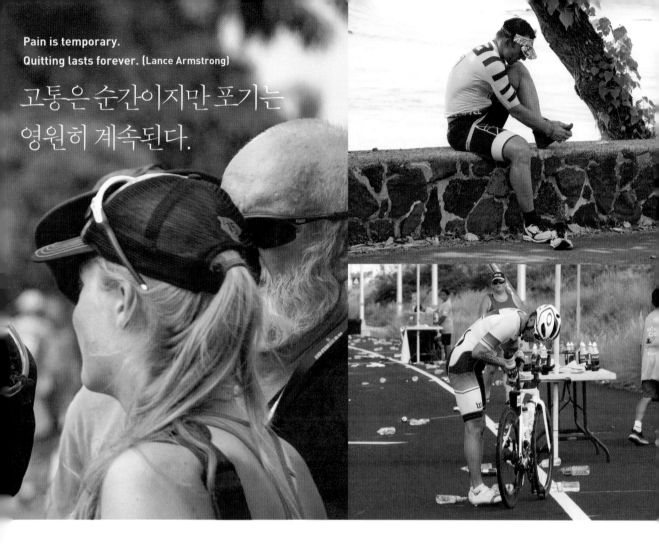

Pain is temporary.
Quitting lasts forever. (Lance Armstrong)

고통은 순간이지만 포기는
영원히 계속된다.

인 상태가 아니라는 것을 이미 알고 있는 듯하다. 그토록 참가하고 싶었던 꿈의 무대에 서게 됐는데
쉽게 경기를 포기하고 싶지는 못하는 것 같다. 이제 마지막 마라톤 코스를 남겨 놓았는데 말이다.
심장 박동이 점점 빨라지고 저체온 증세로 온몸이 경련을 일으키더니 구토를 하기 시작한다. 결국
에는 바닥에 쓰러지고, 의사는 응급조치를 하기 시작한다.
인간의 한계에 도전하는 아이언맨 경기에서는 누구에게나 한두 번쯤 이런 절망이 찾아오는 경우가
있다. 그러나 나는 이 선수가 포기하지 아니하고 다시 하와이 코나 월드 챔피언십 경기에 도전하리
라 확신한다.

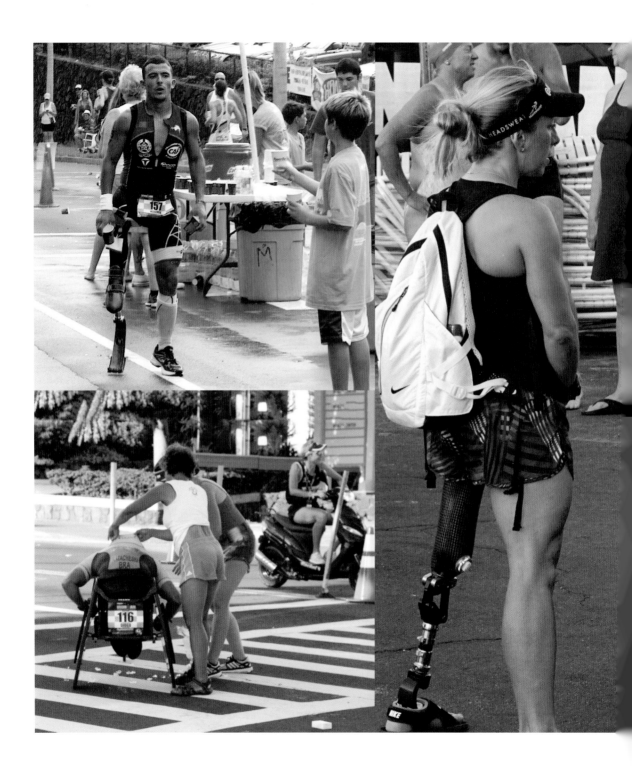

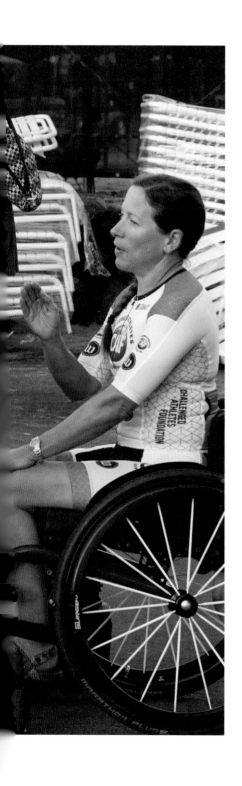

사라 라이너첸(Sarah Reinersten)

코나 아이언맨 40주년 경기가 시작되는 코나 다운타운은 철인들로 가득하다. 저마다 사연이 있고 참가하는 이유가 있는 선수들이다. 이 위대한 경기에 참여하는 선수 중에 수영 연습을 준비 중인 그 유명한 '사라 라이너첸(Sarah Reinersten)'을 코나 앞바다에서 우연히 만나게 된다. 그녀는 13살 때 처음으로 참가한 국제 육상 대회에서 대퇴 절단 여성 장애인 100미터 부문 세계 신기록을 갱신한 선수이며, 1992년에는 바르셀로나 패럴림픽에 미국 장애인 육상 대표로 출전하기도 한 선수이다. 2004년 하와이 코나에서 열린 세계 철인3종경기 챔피언십에 처음으로 도전하였으나 실패하고 2005년에 재도전해 15시간을 넘기면서 오랜 꿈이 이루어진다.

그녀에게는 너무 어린 시절, 절망이 찾아왔다. 미 뉴욕 롱아일랜드에서 태어난 그녀는 불행히도 선천적으로 왼쪽 다리에 근위 대퇴골 부분이 장애를 지닌 채 태어난다. 결국 7살 되던 해, 한쪽 다리 대퇴부를 절단하면서 장애인이 된다. 너무 어린 나이에 장애인으로 살게 된 그녀의 인생에서 이제 어떤 절망이 코나 앞바다의 거친 파도처럼 계속 밀려올지 아직 알지 못하는 상황이었다. 장애인은 신체적 아픔으로 겪게 될 그 불편함도 무척 크지만, 그보다 더 큰 어려움은 자신의 신체를 신기하게 쳐다보는 사람들의 시선과 차별이다. 이는 더 큰 마음의 상처로 다가오기 때문이다. 그녀에게 있어 온통 장애물투성이의 삶이 시작되었다.

그러나 그런 그녀에게 희망을 준 사람이 있었다. 바로 어린 시절에 가입한 유소년 축구팀의 감독 '콜드 스프링'이다. 서 있기조차 힘든 장애아이가 축구를 한다는 건 결코 쉬운 일이 아니었다. 그러나 감독은 축구를 할 수 있도록 튼튼한 다리를 만드는 훈련을 집중적으로 시키기 시작했다. 다른 정상적인 친구들에게는 드리블과 패스 연습을 시킨 반면, 사라에게는 달리기 훈련에 집중하게 했다. 가느다란 다리 하나와 부목을 들고 정상인 아이들과 경기를 하기 위해서는 이 역경을 통과해야만 했다. 그녀는 축구 외에 소프트볼, 수영 등 가능한 모든 경기에 참여하여 장애인도 할 수 있다는 도전정신을 보여 주게 된다. 그 결과, 13살 때 처음 참가한 국제 육상 대회에서 대퇴 절단 여성 장애인 100미터 부문 세계 신기록을 갱신하게 되고 뉴욕과 런던, 보스턴 마

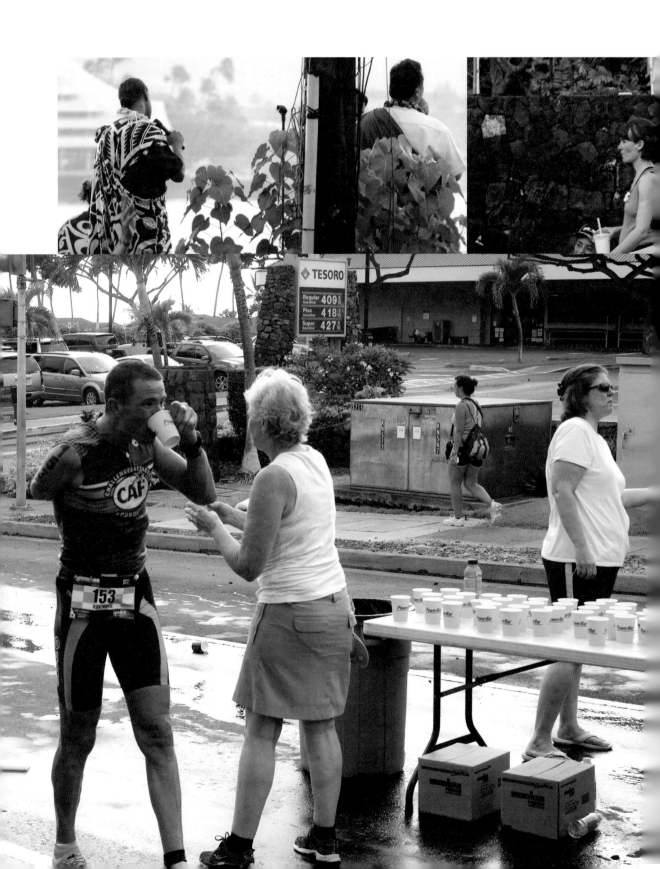

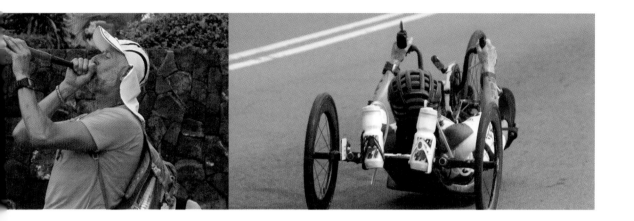

라톤을 포함해 각종 마라톤 대회에도 출전했으며, 1992년에는 미국 장애인 육상 대표로 바르셀로나 패럴림픽에 참가하였다. 하지만 그녀의 도전은 여기에서 끝나지 않았다. 비장애인도 도전하기가 쉽지 않은 철인3종경기에 도전하게 된 것이다.

그녀는 2004년 처음으로 하와이 코나에서 열린 세계 철인3종경기 챔피언십에 처음으로 참가하였으나 사이클에서 컷오프당하고 실패하지만, 포기하지 않고 2005년에 재도전해 마침내 15시간 만에 결승선을 통과한다. 이로써 사라 라이너첸은 철인3종경기 여성 절단 장애인 최초로 풀코스를 완주하는 성과를 거두고 난 후, 어린 시절 자신에게 절망 중에 용기와 도전 정신을 심어 준 축구 감독의 손을 잡고는 말한다. "저에게 이런 도전정신을 불어넣어 주셔서 고맙습니다."

2018년 아이언맨 경기 40주년이 되는 해 10월, '사라 라이너첸'이 다시 코나에 오게 된다. 이 대회를 몇 달 남겨 놓지 않았을 때, 친구들에게 말한다. 결승선을 통과할 때 나는 걸어서가 아니라 마지막 그 순간을 빠르게 뛰면서 전력 질주할 것이라고⋯. 12년 동안 꿈꿔 왔던 바로 그 순간이었다. 그 순간을 달성하자, 공중 부양을 한 것처럼 느껴졌다고 말한다. 관중들은 박수를 치며 소리를 질렀다. "어서! 사라, 어서 가!"라는 환호성도 질러 댔다. 어쨌든 마지막 종목인 마라톤 경기를 시작한 지 5시간 51분 만에 결승선을 통과하게 되고, 하와이에서 꿈같은 그 소망을 다시 완수함에 감사할 뿐이다.

그녀는 지금 장비를 살 여유가 없는 다른 장애인들을 위한 4만 달러를 모금하기 위해 코나 경기에 여러 모습으로 참여한다. 그리고 그녀는 말한다. "장애를 가진 여성이 이 경주를 할 수 있을 만큼 충분히 강하다는 것을 계속해서 보여 주고 싶다. 내가 그렇게 하는 이유는 다음 세대의 나 같은 장애인 선수들을 위한 기회를 열어 주고 싶기 때문이다. 그것은 내가 지금 살아갈 이유이기도 하다."

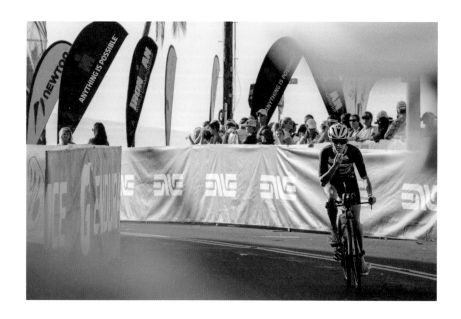

아이언맨의 초지일관

아이언맨은 초지일관의 마음을 자신의 삶에 적용하고 사는 사람들이다. 초지일관의 마음을 자신의 삶에 적용하는 것은 가장 힘든 원리 중 하나이다.

어느 식당을 운영하시는 분이 계신다. 27년 동안 13번째 장소와 메뉴를 바꾸어 지금 식당을 운영하고 계신다고 한다. 치킨집, 주점, 분식집, 한식집…. 음식점으로 성공하려는 끈기 하나는 칭찬해 주고 싶다. 그러나 그동안 한 번도 성공을 못한 이유가 무엇일까?

전문가 한 사람이 그 이유를 찾기 위해 컨설팅을 해 주신다. 사장님은 지금까지 음식 업종을 개업하면 6개월에서 1년 정도 하고 안 되어서 12번째 접었고 지금이 13번째라고 말한다. 그리고 이제 오픈한 지 7개월 지났다고 한다. 이에 대해 컨설턴트는 힘들어도 일관성을 가지고 가면 최소한의 결과는 있을 텐데, 그렇게 하지 않은 것이 성공하지 못한 가장 큰 이유라고 진단을 내려 준다.

초지일관의 태도란 책임을 완수하기까지 안과 밖에서 오는 도전과 사람에 대한 실망을 감내해야 하고, 어떤 결정한 일들에 대해서 그 결과를 얻기까지 긴 시간을 가야 하는 동안에 깊은 고독감을 감수해야 함을 뜻한다. 아직까지 어떤 특별한 결과물을 만들지 못할 때 오는 조롱이나 판단을 수 없이 감내해야 하면서 일관성을 유지하기란 쉽지 않다. 이는 그동안의 수고가 혹시나 헛되지나 않을까 하

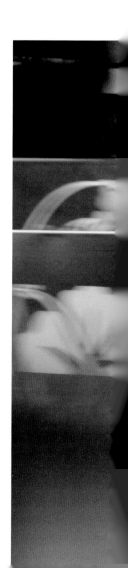

는 미래의 두려움을 감당해야 하기도 하고, 어떤 경우에는 그 결과의 영광을 보지 못하다가 그가 죽은 후 이루어지는 경우도 있기 때문이다. 이런 현실적 상황과 암담한 상황 가운데서 끝까지 버틸 수 있게 하는 자질이 초지일관의 자질이다. 이 태도는 믿음과 아주 깊이 밀접한 관계가 있음을 기억해야 한다.

지구상에 있는 모든 피조물은 창조된 존재의 목적이 있다. 누구처럼 되려는 인간이 가장 불행한 인생을 보낼 뿐, 자신이 창조된 존재의 목적을 알고 그 목적대로 일관성을 가지고 사는 삶이 가장 잘 살아온 인생이라고 말할 수 있다. 하나님이 우리 한 명 한 명을 부르실 때는 우리가 여기 존재하는 그 이유와 계획을 가지고 부르신 것이다. 그 부르심을 가지고 갈 때 가장 중요한 것은 일관성의 자질이다. 믿음이 없는 사람은 이 자질을 발휘하기가 쉽지 않다. 인생에 항상 평탄한 길만 있는 것이 아니기 때문이다.

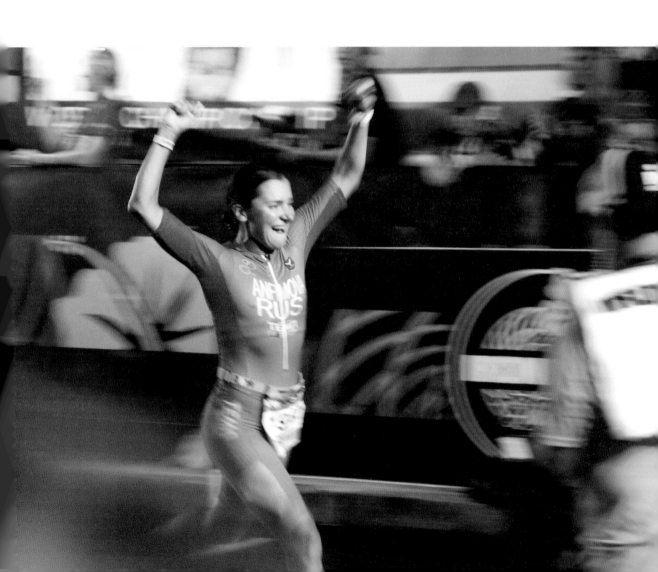

아이언맨의 선택

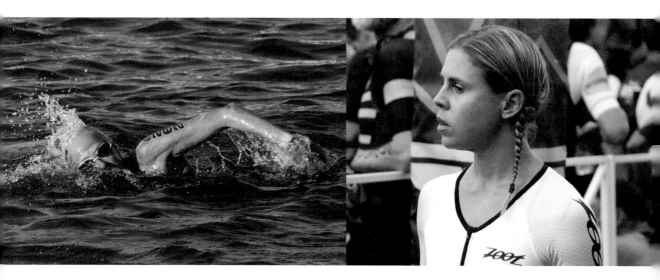

아이언맨은 스스로 고통을 선택하는 삶을 산다

그들은 매일매일 고통을 선택하고 산다. 철인3종경기는 다른 경기들과는 달리 아주 오랜 시간을 준비해야 완주할 수 있는 경기이다. 그들은 이제 그만 익숙해지고 쉬고 싶어 하는 육체에 날마다 자극을주는 사람이기도 하다. 자신의 인생의 의미를 가지고 새롭게 살기 위해서 시작한 일이기에 삶이 편안해지고 느슨해지려 할 때마다 스스로 고통을 선택하고, 그것을 즐기려 하는 사람들이 아이언맨들이다.만약 당신도 편안함에 익숙해져 있다면 이젠 결정해야 한다. 당신의 남은 삶의 의미를 위해서 스스로고통을 선택하는 일 말이다. 당신의 인생에 도전해야 할 일이 있다면 용기를 가지고 지금 스스로 고통을 선택하길 바란다. 그 선택으로 당신은 많은 변화를 얻게 될 것이다. 그리고 새로운 미래를 경험하게되리라 확신한다.

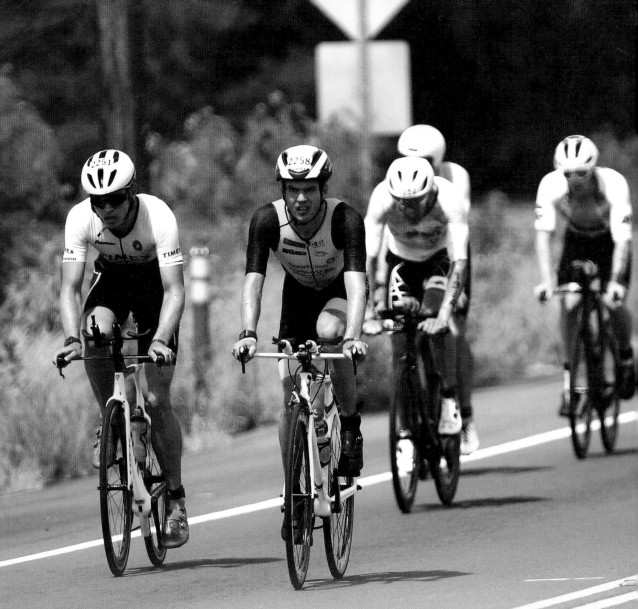

운명은 우연의 문제가 아니라 선택의 문제다.
운명은 기다리는 것이 아니라 성취되는 것이다.

Destiny is not a matter of chance, but a matter of choice;
It is not a thing to be waited for, it is a thing to be achieved. (William Jennings Bryan)

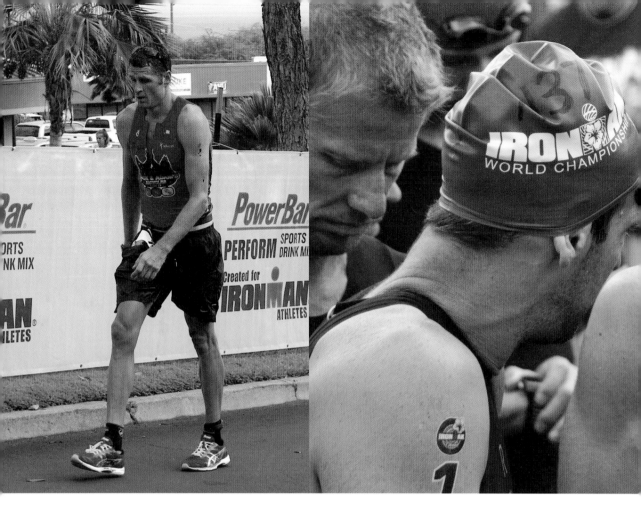

인생은 선택이다

어린 시절 가끔씩 보았던 새가 있다. 높은 하늘 위에서 빙빙 돌며 먹이를 찾던 새, 바로 솔개라는 새
다. 놀랍게도 솔개의 평균 수명은 인간의 수명과 비슷하게 70년이라고 한다. 그러나 그렇게 오래 살
수 있는 솔개에게도 생명을 위해 중요한 선택을 해야 하는 순간이 찾아온다. 솔개는 40년이 지나면
발톱이 두꺼워 먹이를 잡을 수가 없고, 깃털 또한 계속 자라 무거워 높이 날기가 어렵다고 한다. 그리
고 부리가 계속 자라게 되면 심장을 찌르게 되면서 심한 고통 속에서 굶주리게 되며 죽어 가게 된다.
이 순간이 오면 솔개는 두 가지 중에 하나를 선택해야 한다. 하나의 선택은 부리가 심장에 찔려 죽어
가는 선택을 하는 것이고, 또 다른 선택은 극심한 고통을 감수하면서 새로운 변화를 위한 선택을 하
는 것이다. 솔개는 높은 절벽이 있는 산으로 날아가서 단단한 바위 위에다 자신의 구부러진 부리를

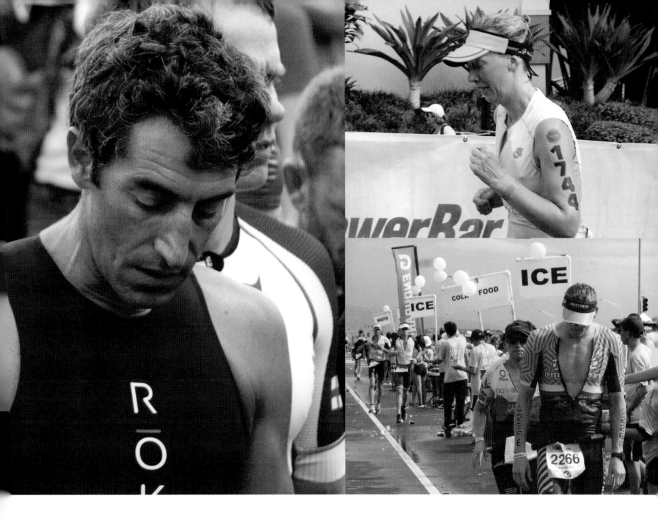

사정없이 찔어 대기 시작한다. 무려 130일 동안 말이다. 그리고 두꺼워진 발톱과 묵은 깃털을 뽑는 고통을 감수하면 결국 묵은 깃털과 두꺼워진 발톱 이 엄청난 고통 속에 부리가 빠지게 된다. 그 이후 새부리가 나게 되고, 약 6개월간 긴 고통의 시간을 선택하면 30년이라는 새로운 제2의 인생을 살아 가게 된다.

익숙한 것은 내 마음을 편하게 한다. 그리고 사람들은 익숙한 것을 좋아한다. 그러나 익숙한 것은 때로는 내가 새롭게 도전해 가고 꿈과 소망을 성취하는 데 걸림돌이 되기도 한다. 변화를 싫어하게 되며 점점 시간이 지나게 되면 게으름과 나태함으로 자신도 모르게 점점 죽어 감을 인식하지 못할 수도 있다. 이제 우리가 해야 할 일은 철저히 자신을 변화와 고통의 기간을 거쳐 새롭게 태어나는 길을 선택하는 것이다. 선택은 신이 나에게 준 사랑의 선물이다. 그 선택의 특권으로 당신의 인생이 아름다워지길 축복해 본다.

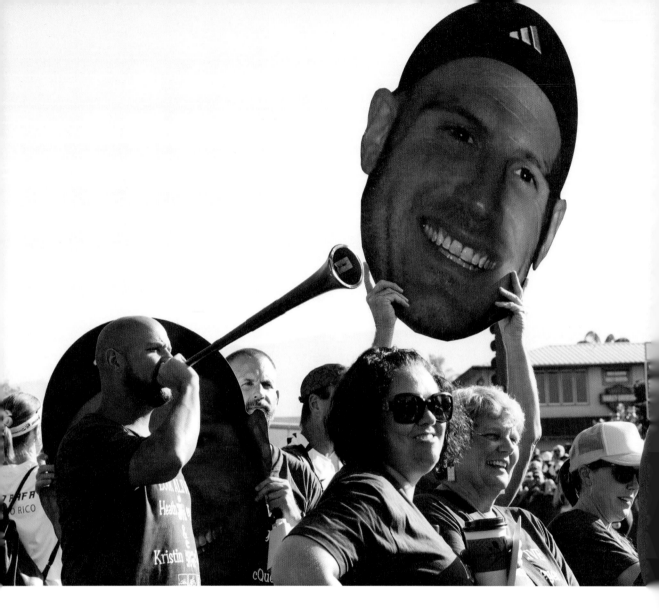

아들의 데스티니

사랑하는 아들아!

'데스티니(destiny)'라는 단어의 의미를 알고 있니? 아빠는 '데스티니'에 대해서 나누고 싶단다. 영어에서 'Destiny'라는 이 단어는 한국인이 이해하기는 참 어려운 단어란다. 우리가 보편적으로 '운명'이란 단어로 번역하지만, 정확한 번역은 아니란다. 불교와 유교 문화 속에서 자란 우리는 이 단어를

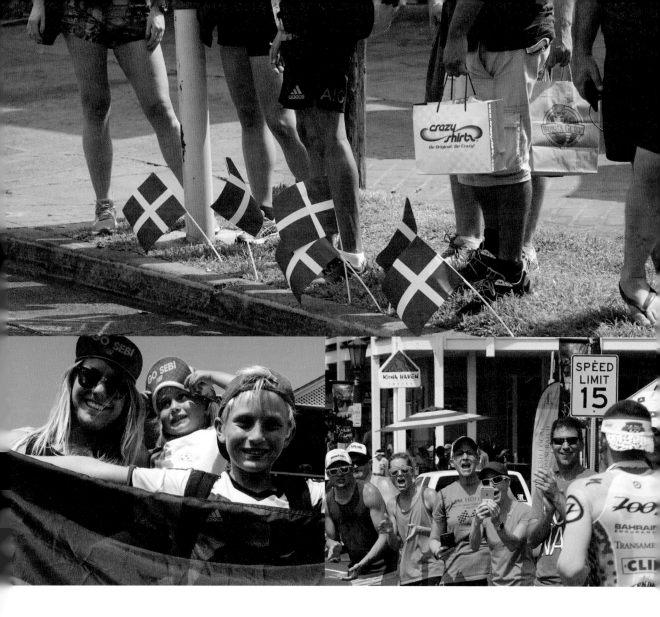

신이 정한 인생에 대한 비인격적이고 수동적으로 나에게 일어난 일들을 '운명'처럼 그냥 받아들이는 의미로 이해한단다. 그러나 아빠는 이 단어 'destiny'를 너희를 향하신 하나님의 의도·계획이라고 말하고 싶다.

사랑하는 아들아! 너희가 인생을 살아가는 데 있어서 세 가지 분명한 대답을 가지고 살아가야 한단다. '나는 어디서부터 온 사람인가?', '나는 지금 무엇을 하기 위해 여기에 있는가?', '나는 지금 어디를 향하여 가고 있는가?' 아빠는 하나님 안에서 너의 분명한 인생의 '데스티니'를 찾길 바란다.

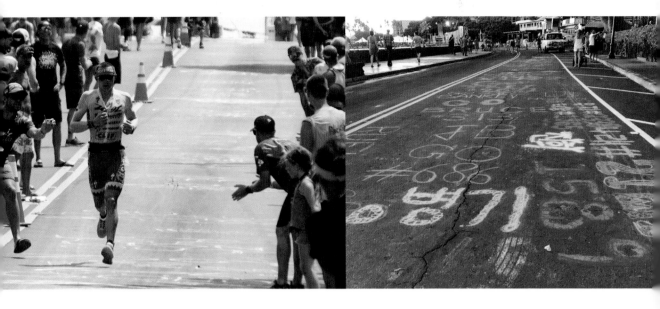

내게 던진 한마디, 격려

코나의 거리는 격려의 말로 가득 찬다

한 장의 피켓을 들고 사랑하는 아들을 기다리는 아버지, 사랑하는 연인을 응원하기 위해 서 있는 연인, 멀리
서 달려오는 아버지를 보고 흥분하는 자녀들의 '알로하'.

"나의 사랑의 숨결을 당신에게 전해 드립니다."

하와이 코나에 오면 풀루메리아 꽃목걸이를 걸어 준다. 그리고 '알로하'라고 하와이안의 인사말로 방문자들
을 환영한다. '알로하'라는 말은 '앞에서'를 뜻하는 전치사 '알로'와 '숨결'을 뜻하는 단어 '하'가 합쳐진 전통
인사말이다. 이렇듯 하와이안들에게는 자신의 인생에 온 사람들에게 사랑의 숨결을 전해 주는 문화가 있다.

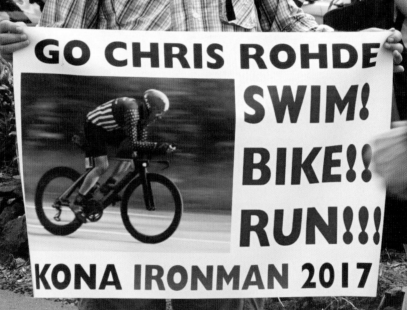

포기하지 않은 이상 실패한 것은 아니다.

You have not failed until you quit trying. (Gordon B. Hinckley)

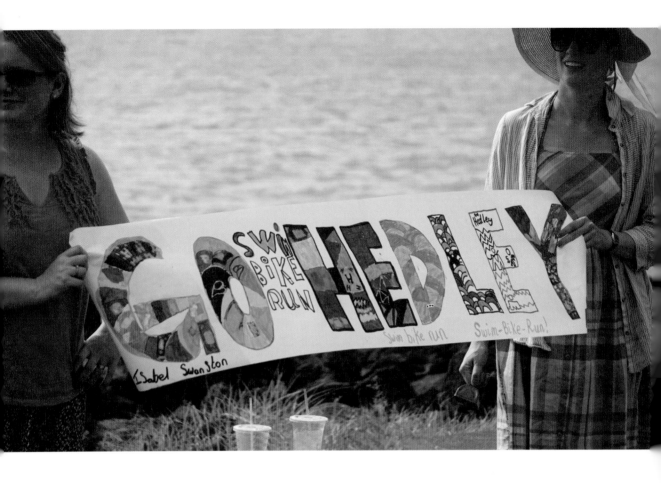

아이언맨과 격려의 숨결

코나에 온 아이언맨들은 격려의 숨결로 완주한다. 인간의 한계에 도전하는 철인들은 어떻게 이 경기를 완주할 수 있을까? 나는 코나 거리에 나온 수많은 사람들의 격려의 숨결로 완주한다고 믿는다.

미국 생리학의 권위자인 미국의 '엘머 게이츠' 박사는 다음과 같은 흥미 있는 실험을 했다고 한다. 사람이 내뿜는 숨을 투명 용기에 담아 액체화시키면 여러 가지 색깔의 침전물이 생기게 된다는 것이다. 화를 낼 때 내뿜은 숨결의 침전물은 밤색, 슬플 때 내뿜은 숨결의 침전물은 회색, 후회할 때 내뿜는 숨결의 침전물은 복숭아색, 고통받을 때 내뿜는 숨결은 때 회색, 기뻐할 때 내뿜는 숨결의 색깔은 청색이라고 한다. 이 중에 화를

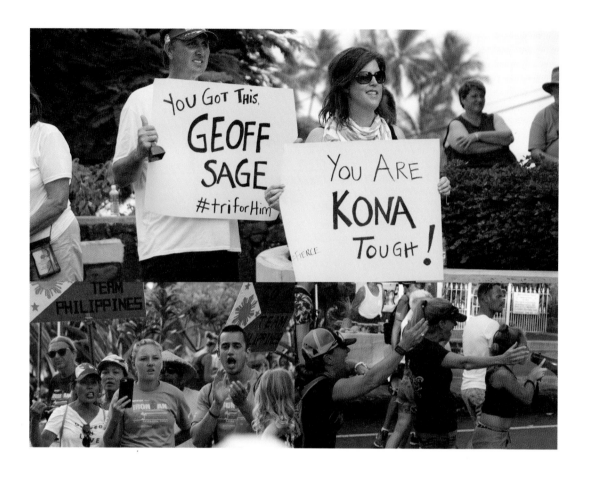

낼 때 내뿜는 숨결의 침전물을 쥐에 주사했더니 수분 내에 쥐가 죽었으며, 한 사람이 한 시간 동안 계속 화가 난 상태에서 말할 때 나는 숨결의 침전물에서는 80명을 죽일 수 있는 독소가 배출된다는 것이다.

그러나 반대로 고통과 어려움을 겪는 사람에게 던지는 한마디 격려의 말속에 함께한 숨결의 침전물은 생명을 살리고 다시 새롭게 경기할 수 있도록 힘을 준다고 나는 확신한다. 코나 철인3종경기 종목 수영, 사이클, 마라톤 중에 마지막 경기 마라톤은 지옥의 레이스라고 한다. 경기중 수많은 생각들이 스쳐 지나갈 때마다 들려오는 사랑의 숨결이 그들이 경기를 완주하게 한다.

지금도 인생이라는 긴 경주를 하고 있는 사람들에게 사랑의 마음이 담긴 한마디 격려에 영혼이 살아나리라 나는 확신한다. 지금 당신 곁에 누군가가 있다면 지금 격려의 한마디 말을 건네 보라.

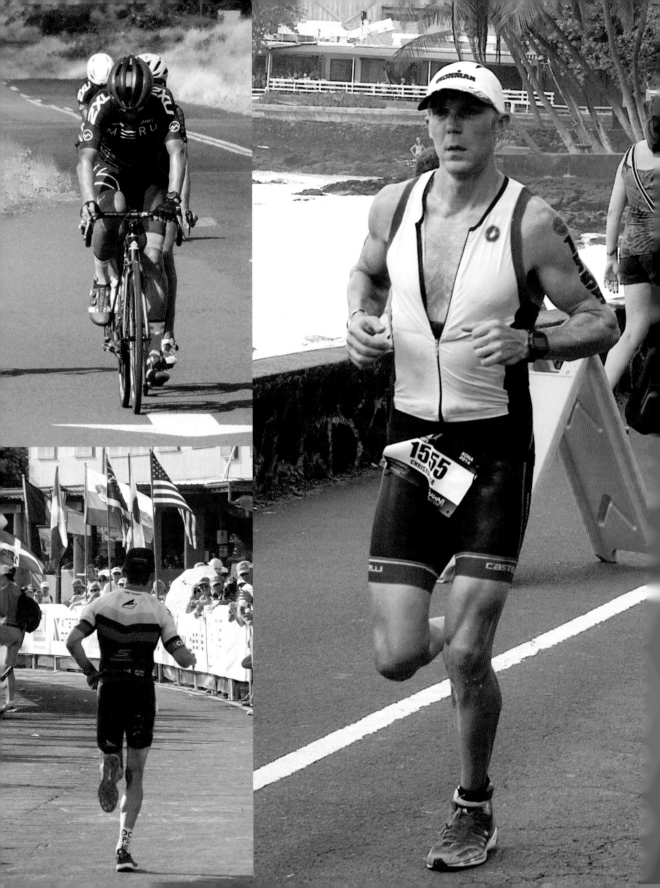

신은 길에서
나에게 질문한다

우리가 인생을 살면서 인생에 중요한 질문을 할 때, 특별한 시간에 특별한 장소를 정하고 그곳에서 할 때가 있다. 그러나 가끔은 중요한 질문을 신은 인생이라는 길을 걷다 갑자기 하실 때가 있다. 어떤 스승이 제자들에게 "사람들이 나를 누구라고 하느냐?"라 질문한다면, 이는 스승 자신이 살아온 삶에 대한 평가에 관한 질문이기도 하고, 스승을 따르는 제자들의 상태를 진단하는 평가지이기도 하다.

중요한 질문은 내가 걷는 인생의 길에서 매일매일 던지는 질문일 때가 있다. 인생에 좋은 길이든 아니면 어려운 환난과 고난의 길에도 나는 질문해야 한다. 지금 이 순간에도 해야 할 질문이고 내 인생의 끝에도 해야 할 질문으로 다가온다. 갑자기 사랑하는 남편과 아버지를 잃은 아내와 자녀들에게도 신은 찾아오셔서 그 내면에 이 질문을 하실 것이다.

"너희는 나를 누구라 하느냐?"

인생에 겸손함을 가진 사람이라면 "나는 유한한 인간입니다. 나는 당신의 도움이 필요합니다.", 그리고 인간의 극한 한계에 직면하는 유한한 아이언맨은 "나는 당신의 도움이 절실히 필요합니다."라고 고백하리라 확신한다.

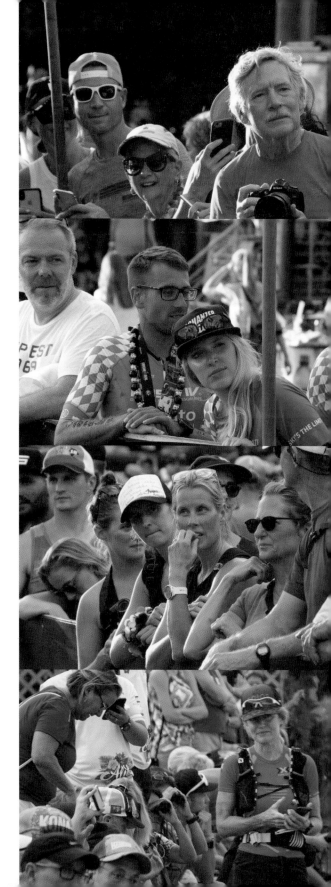

If you don't learn to laugh at trouble,
you won't have anything to laugh at when you're old. (Edgar Watson Howe)

곤경에 처했을 때 웃는 법을 배우지 못한다면,
나이가 들었을 때 웃을 일이 전혀 없을 것이다.

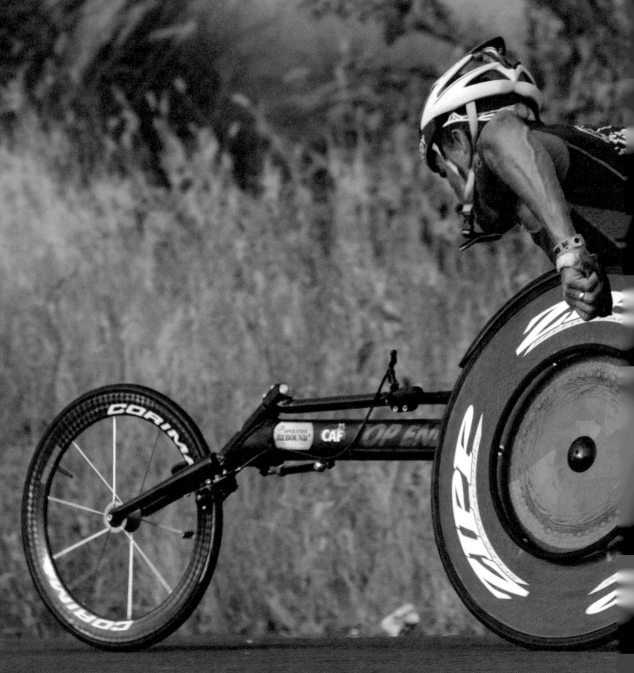

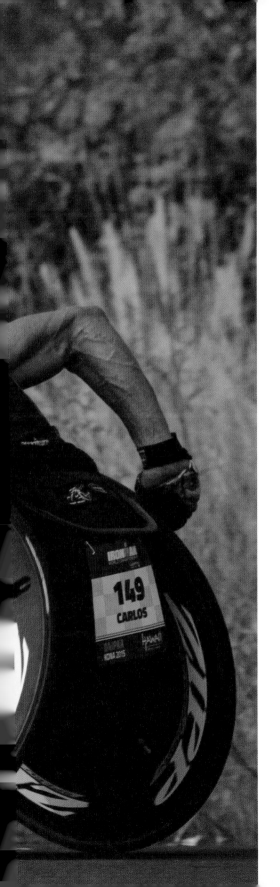

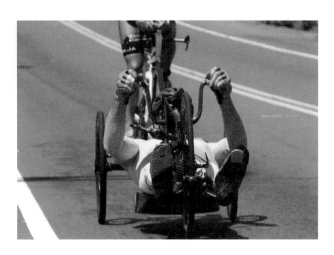

올바른 태도, 애티튜드

인생에서 가장 중요한 것은 태도이다

인생에 가장 중요한 것은 '애티튜드', 즉 태도이다.

역사학자 '토인비'는 인생에 대한 사람의 태도를 배를 타고 먼 여행을 떠나는 것으로 비유하며 이렇게 말한다. 첫 번째 사람은 배가 어디로 가는지 전혀 관심이 없고 배 안에서 먹고 마시는 일에만 관심을 가진 사람이다. 두 번째 사람은 배가 어디로 가는지 관심은 없으나 배에서 보이는 주변 경치에 관심을 가진 사람으로, 눈앞에 펼쳐지는 환경에 지배를 받고 사는 사람이다. 만약 거친 비바람이 치고 배가 심하게 흔들리면 평강이 사라지고 죽겠다고 야단법석을 한다. 세 번째 사람은 배가 가는 방향과 최종 목적지를 항상 생각하는 사람이다. 거기까지 가는 동안 나는 지금 무엇을 해야 하고 어떤 태도로 삶을 살아야 하는지 고민하며, 그러한 태도로 사는 사람이다. 그래서 인생에 가장 중요한 것은 태도이다.

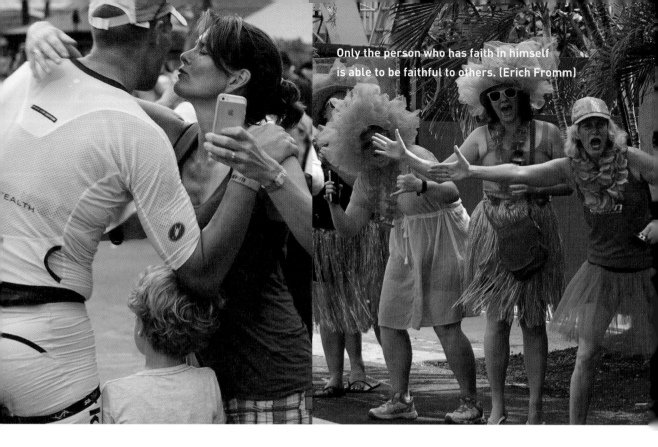

어느 목사의 격려사

미국에서 졸업생이 한 명인 졸업식에서 어느 목사의 격려사를 듣게 된다. 미국의 졸업식은 5월에 있는데, 이 특별한 졸업식은 3월에 열렸다. 부모의 미국 비자로 체류할 수 있는 기간이 3월까지이다 보니 5월에 있을 하이 스쿨 졸업식에 참여할 수 없어 사랑하는 친구들이 준비한 졸업식이다. 졸업식이 끝날 무렵, 그 친구를 위해 어느 목사에게 격려사 시간이 주어졌다. 그는 함께 졸업식을 치르지 못한 채 먼저 떠나는 친구에게 전해 줄 최고의 축복의 말이 무엇일까 생각했을 것이다. 그리고 준비된 말씀을 전하기 시작한다. 자신의 인생에서 이해할 수 없는 많은 일들을 겪고 있는 구약성서 속 한 친구의 이야기를 전하면서 그가 스스로 자신에게 한 독백, "내가 가는 길을 그가 아시나니"(욥기 23:10). 더불어 그 목사는 말한다.

"나는 너의 가는 길을 알지 못한다. 대학도 정하지 못한 채 코나를 떠나야 한다. 10년 만에 한국으로 들어가는 너의 길에서 지금은 거처할 집도 없다. 어디로 가야 할지 정해진 것도 없다. 그래서 나는 너의

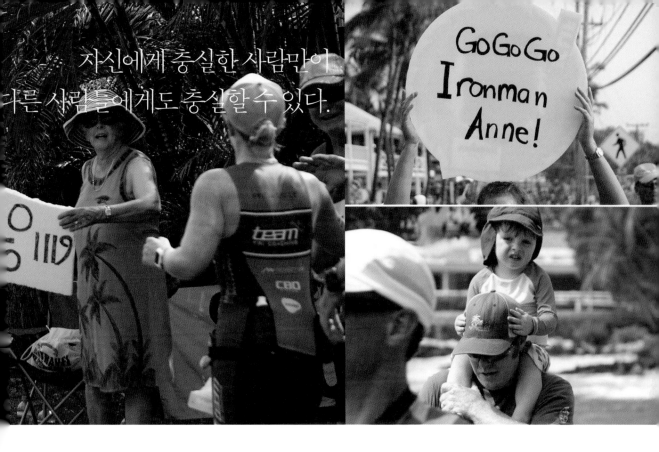

가는 길을 알지 못한다. 그러나 너의 가는 길을 그가 아시기에 나는 이 친구를 믿음으로 떠나보내려 한다. 그의 인생에 놀라운 일이 있을 거라고 확신하는 두 가지 이유가 있다.

첫 번째 이유는 그가 걸어온 매일매일 일상의 삶 때문이다. '내 발이 그의 걸음을 바로 따랐고… 내가 그의 입술의 명령을 어기지 아니하고'(욥 23:11-12) 코나에서의 일상을 10년간 가까이 들여다본 그는 항상 진리 안에 따른 올바른 길을 걸으려는 태도를 가진 친구이고, 그의 입술에서 타인의 마음을 아프게 한 기억이 없기 때문이다. 늘 정직했고 신실한 것이 내가 확신하는 이유이다.

두 번째 이유는 사랑하는 하나님을 신뢰하기 때문이다. '그의 뜻은 일정하시니 누가 능히 돌이키랴 그의 마음에 하고자 하시는 것이면 그것을 행하시리니 그런즉 내게 작정하신 것을 이루실 것이라'(욥 23:13-14) 하나님은 신실하고 하나님 뜻은 일정하시다. 지금은 분명하고 확실하게 보이는 것은 없지만, 하나님은 그를 향하여 계획을 가지고 계시고 하고자 하시는 것을 반드시 이루실 것이라 확신한다. 훗날 그 학생의 인생을 어떻게 이루어 가실지 나는 기대된다. 평탄한 길로만 인도하지는 않을 것이다. 사실 그에게는 지금 이 현실도 평탄길은 아니다. 그러나 정금같이 나오리라 확신한다."

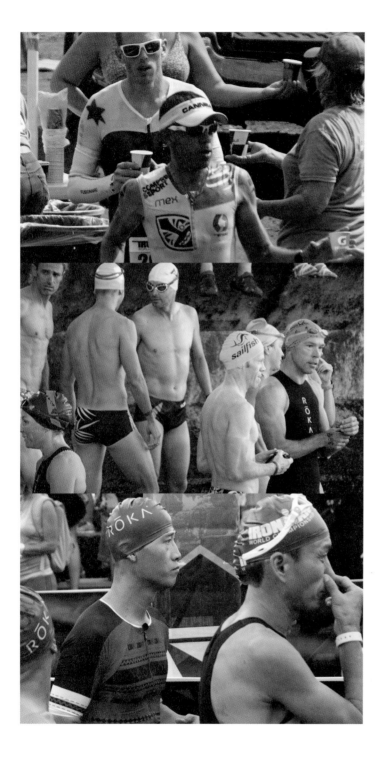
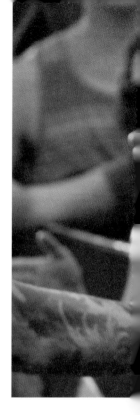

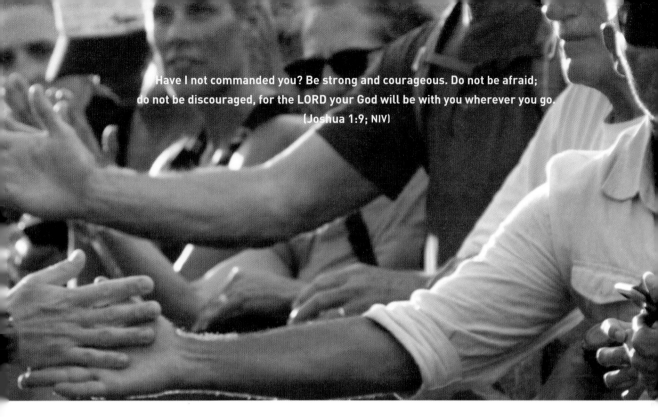

Have I not commanded you? Be strong and courageous. Do not be afraid;
do not be discouraged, for the LORD your God will be with you wherever you go.
(Joshua 1:9; NIV)

올바른 선택

우리는 신의 주권적 은혜로 이 땅에 태어난다. 그러나 이 땅에 태어나면서부터 날마다 매 순간마다 선택하며 살아야 하는 인생이 시작된다. 갓난아이가 울 것인가 아니면 그칠 것인가, 엄마 젖을 빨 것인가 아니면 거절할 것인가, 아침에 일어날 것인가 아니면 더 잘 것인가… 인생에서는 많은 선택을 해야 하지만 중요한 선택의 시기가 세 번 찾아온다.

첫째는 어떤 직업을 선택하는 것이다. 생계를 위해서 돈을 벌기 위해서 하는 직업의 선택만이 아니라 한 번뿐인 인생을 의미 있는 삶으로 보내기 위해 평생 해야 할 일을 잘 선택하는 것은 중요하다. 직업을 잘 선택할 때 삶의 질이 높아지고 인생의 의미를 찾게 되면서 행복을 얻게 되며, 그 행복함으로 다른 이들을 축복할 수 있기 때문에 직업을 선택하는 것은 참으로 중요하다.

두 번째는 어떤 사람을 선택하는 것이다. 친구를 선택하든 사업의 파트너를 선택하든 아니면 함께 할 배우자를 선택하는 것이든, 인생에서 사람을 선택하는 것만큼 소중한 것은 없다.

셋째는 영원을 선택하는 것이다. 우리 인생은 이 땅에서만 있는 것이 아니라 영원한 세상이 있다. 내 영혼을 위해 영원히 나를 사랑해 주실 신을 선택하는 것만큼 인생에 중요한 선택은 없다.

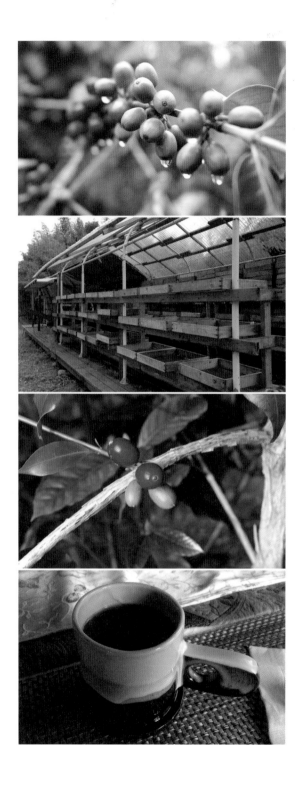

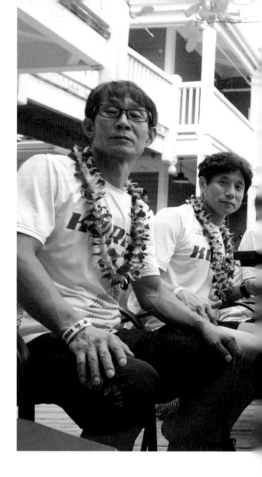

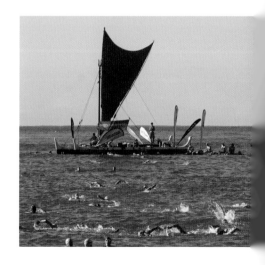

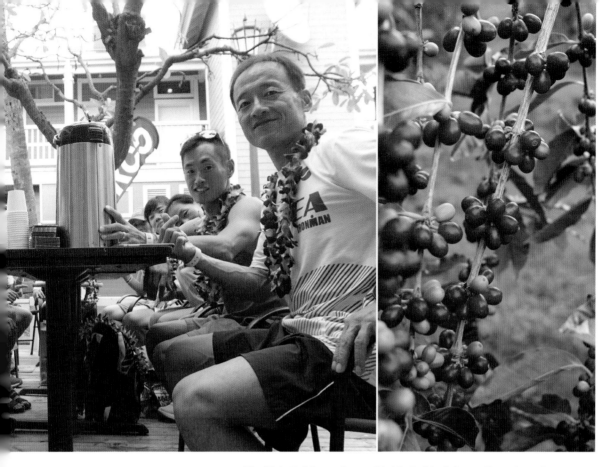

The Holy Spirit produces this kind of fruit in our lives: love, joy, peace, patience, kindness, goodness, faithfulness, gentleness and self-control. (Galstins 5:22-23; LNT)

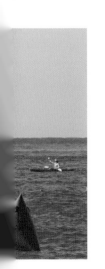

아이언맨과 코나 커피

아이언맨들이 바다에서 코나 커피를 마신다. 하와이 코나 월드 챔피언십이 열리기 전 일주일 동안 코나 바다 한가운데 배를 띄우고 바다 카페가 열린다. 아이언맨들이 사전 수영 코스를 돌며 연습하다가 중간에 카페를 만난다. 아이언맨들만이 세계 3대 명품 코나 커피를 바다 한가운데서 마실 수 있는 유일한 특권을 가진다.

PART 4

아이언맨의 Family

"아버지의 사랑은
무덤까지 가고

어머니의 사랑은
영원하다"

The father's love lasts to the grave ; the mother's love eternally. _ Russia

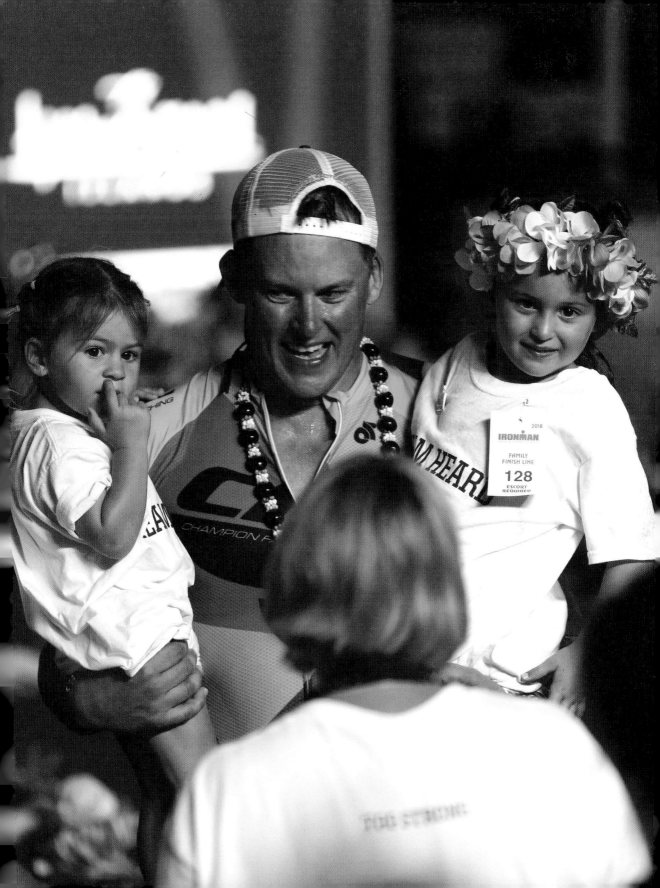

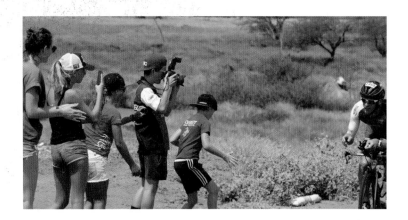

내 힘의 원천, 가족

아들이 가끔 아버지를 찾는 이유

'하와이 코나 월드 챔피언십'이 열리는 코나의 거리는 가족들의 응원 소리로 가득 찬다.

인생에 있어 가족만큼 자신의 마음을 나눌 수 있는 곳이 세상에 어디에 있겠는가. 시애틀에 있는 아들로부터 가끔 연락이 온다. 아들은 엄마에겐 아주 사소한 이야기부터 많은 이야기를 주고받지만, 아버지에게는 사소한 것들을 이야기하지 않는다. 그러다 정말 가끔 아들에게 전화 올 때면 아주 중요한 일이 있을 때이다. 그래서 나는 시애틀에서 아들이 전화가 오면 '아들에게 무슨 일어났구나.' 하고 직감을 한다.

수년 전의 일이다. 아들이 집 앞 도로에 차를 잠시 세워 두고 집에 들어갔다 나왔는데 차량이 없어진 것이다. 경찰에 신고하고 얼마나 당황했는지 아버지인 나에게 연락이 왔다. 시애틀에 친구의 부모가 얼마나 많은데, 아들은 왜 멀리 하와이에 코나에 있는 나에게 연락을 해서 어려운 상황을 나누었을까? 그것은 친구의 부모는 진짜 아버지가 아니기 때문일 것이다.

'사랑하는 아들아! 어려운 일이 있을 때는 언제든 연락하길 바란다. 아버지는 늘 너를 도울 마음이 준비되어 있단다.'

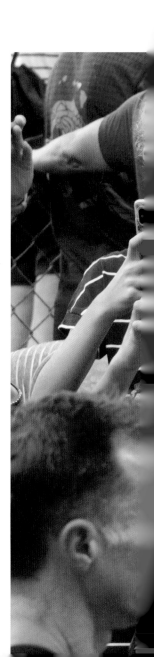

연인과 만나기도 하고 헤어지기도 하겠지만,
가족은 항상 너의 곁에 있다.

Relationships may come and go but your family will always be by your side.
(Dating advice for daughters by Buzzfeed employees)

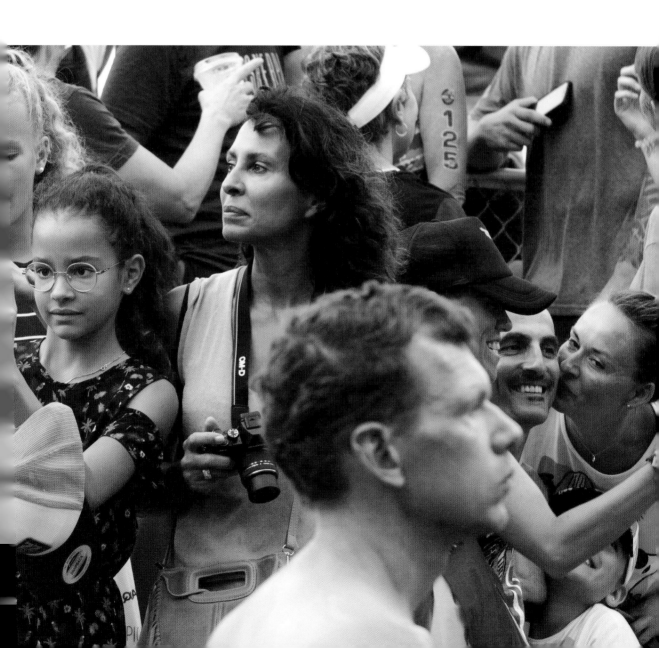

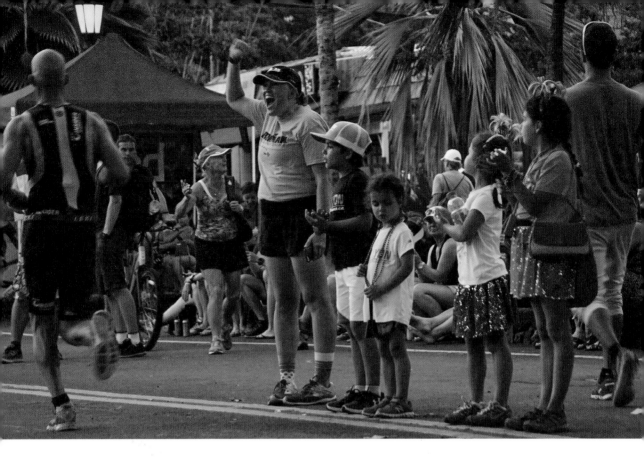

아이언맨과 가족의 힘

아이언맨의 경기가 열리는 코나가 있는 섬은 하와이의 8개의 섬 중에서 제일 큰 섬이라 하여 '빅아일랜드'라고 말한다. '빅아일랜드'는 호놀룰루의 9배, 제주도의 6배 정도 되는 큰 섬이다. 1893년 하와이 왕조가 무너지고 미국령이 되지만 1959년 8월 21일 하와이가 정식으로 미국의 50번째 주로 편입되기 전까지는 정치적인 여러 가지 이유로 진주만 해군기지가 있는 호놀룰루를 제외한 다른 섬들은 별로 관심을 가지지 않았다. 특히 1950년대까지 바람이 많이 불어 사람이 살기 어렵고 늘 태풍의 피해가 있는 북쪽 끝의 섬 '카우아이'는 하와이 섬 중에 가장 문제가 많은 심각한 상황이었다.

심리학자 '에미워너' 교수는 1954년도에 범죄·질병·중독 등 문제가 많은 '카우아이'섬을 조사하기 시작했다. 소아과 의사, 정신과 의사, 사회복지사들로 꾸려진 연구팀이 섬 주민들 대대로 왜 지독한 가난과 질병에 시달리고 있는지를 연구한 것이다. '카우아이'는 섬 둘레가 50㎞ 되는 아주 작은 섬이지만 경관이 무척이나 아름다운 섬이었다. 그러나 주민 대다수가 범죄자나 알코올 중독자 혹은 정신 질환자였다고 한다. 섬에 도착한 연구자들은 1955년 한 해 동안 카우아이 섬에서 태어난 모든 신생아 833명을 대상으로 40년간 추적 조사함으로써 가정과 사회 환경이 그 사람의 성장에 어떤 영향을 주는지에 대해서 연구하기 시작한다.

전체 연구 대상 중에서 가장 열악한 환경과 상황에 놓인 '고위험군' 201명을 추렸다. 이들 중 3분의 2 정도는 예상대로 가정이나 학교, 사회에서 심각한 문제를 일으키고 중독에 빠진다. 그러나 201명 중 72명은 별다른 문제 없이 바르게 성장했다는 조사 결과가 나온다. 연구진들은 72명에게서 이런 어려운 환경과 역경에도 굴하지 않는 강인한 힘의 원동력이 되는 공통적인 속성을 발견하게 되는데 그것을 '회복탄력성'이라 불렀다. 그리고 그 핵심 이유는 가까운 가족 관계 안에서 받은 '사랑'이었다고 연구 발표한다.

어려운 환경 속에서도 꿋꿋이 제대로 성장해 나가는 힘을 발휘한 아이들이 예외 없이 지니고 있던 공통점이 하나 발견된다. 그것은 그 아이의 입장에서 이해하고 조건 없이 사랑해 주고 받아 주었던 사람이 그 아이의 인생 중에 단 한 명만이라도 있다면 가능하다는 것이다. 엄마이든 아빠이든 혹은 할머니, 할아버지, 삼촌, 이모든 아니면 가까운 이웃이든 그 아이를 가까이서 지켜 주고 돌봐 주고 언제든 기댈 언덕이 되어 주었던 사람이 적어도 한 사람은 있었던 아이들은 잘 성장했다는 것이다.

'에미 워너' 교수의 이 연구 결론은 누군가로부터 조건 없이 사랑을 주고받고 자란 아이들은 살아가면서 다른 사람과 건강한 관계를 형성하고 미래에 대한 소망을 가지게 되며 어떤 상황에도 다시 회복되는 능력을 경험하게 된다는 것이다. 현대인들은 회복이 필요한 시대에 직면하고 있다. 지금이야말로 누군가로부터 무조건적 희생의 사랑을 경험해야 할 시대이다. 그래서 가족이라는 공동체가 건강할 때 엄청난 힘을 가져다준다.

하와이 코나 월드 챔피언십을 매년 지켜보면서 인간의 한계를 극복할 수 있는 힘은 가족의 힘이라는 것을 나는 항상 느낀다.

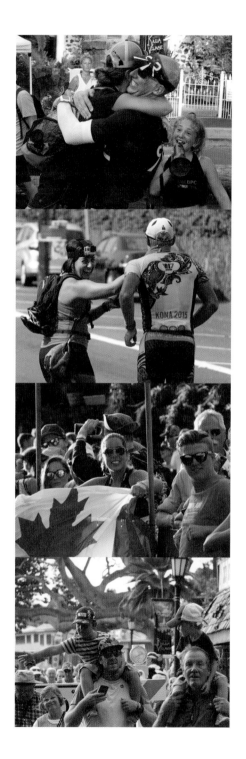

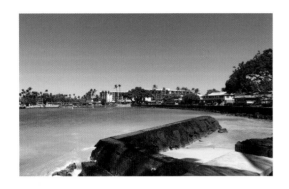

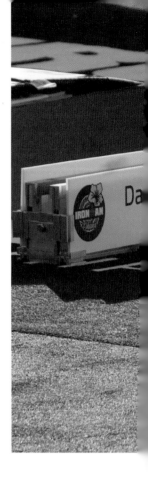

아이언맨!
자기 자리로 돌아가라

가끔 보는 TV 프로그램 중에 〈진품명품〉이라는 프로가 있다. 이 프로에 '잊혀진 계절'이라는 희트곡을 부른 '이용'이라는 가수가 출연해 오래전 지방에 가서 출연료 대신 받아 온 청화백자 한 점을 내놓았다. 주방 진열대 라면 옆에 놓인 물건이다. 감정사가 감정을 하는데, 그 백자는 230년 전 관요사기로 관에서 귀한 손님이 올 때만 사용하던 230년 전의 청화백자 진품으로 가격이 최하 1,500만 원 정도라고 한다. 라면 옆에 굴러다니던 것이 그 진가를 알게 되면서 이제 본래의 자리로 돌아가게 됐다. 에스라서라는 구약성경에 이런 말씀이 나온다. "하나님의 성전 금, 은 그릇들을 돌려보내어 예루살렘 성전에 가져다가 하나님의 성전 안 각기 제자리에 둘지니라."(스 6:5)

2020년 코로나 바이러스 사태는 우리가 하던 모든 일을 멈추게 했다. 그리고 많은 생각을 하게 한다. 마이크로소프트의 창업자 빌 게이츠는 지난 세대가 가장 두려워한 것은 핵전쟁이었지만 앞으로 인류에게 가장 두려운 존재는 인플루엔자, 즉 바이러스와의 전쟁이라고 2015년 테드(TED) 행사에서 경고했다. '신종 바이러스'는 인간이 동식물의 영역을 침범하고 그로 인해 그들이 인간을 향해 치명적인 역습을 하는 것이라고 동식물 학자들은 주장한다. 모든 동식물은 결코 인간의 영역을 먼저 침범하지 않았다. 항상 인간의 탐심은 먼저 그들의 영역을 침범하고 지배하고 멋대로 환경을 바꾸어 놓았다. 더구나 인간의 끝없는 탐욕은 그 무엇이 부족했기에 박쥐, 뱀, 도마뱀, 도룡뇽 등 야생 동물을 버젓이 시장에서 판매하는 걸까? 많은 동식물들이 인간의 욕망을 위해 죽어 가고 있다. 하나님의 창조 질서가

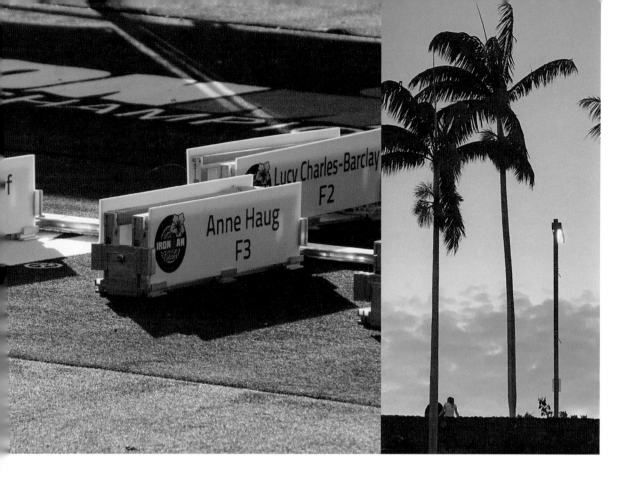

파괴되면 어려운 일들이 벌어진다. 성서 시편 16편에 "하나님이 줄로 재어 준 구역 그 자리에 있을 때 가장 아름답다."라고 말씀한다.

내가 있어야 할 그 자리는 어디이고 거기서 내가 해야 할 사명은 무엇인지를 아는 것이 인생에서 아름다운 일이다. 모든 물건도 만들 때 그 자리가 있듯이 하나님이 사람을 창조하시고 우리를 부르실 때, 우리에게는 모두 있어야 할 자리가 있다. 부모에게는 부모의 자리가, 아버지에게는 아버지의 자리가 있다. 정치인에게는 정치인의 자리가, 군인에게는 군인의 자리가 있다. 그 자리를 떠나면 모든 것이 어려워지고 질서가 흐트러지게 된다. 물건이 제자리에 있지 않으면 천하게 된다. 우리의 인생도 우리가 있어야 할 자리에서 떠나 있으면 마찬가지로 천하게 된다. 성서에 이런 말씀이 나온다. "각기 제자리에 둘지니라."(스 6:5) 코로나9로 모든 것이 멈춘 이때, 가정도 비즈니스도 나라도 다시 제자리로 돌아간다면 나는 분명히 다시 살아나리라 확신한다. '아이언맨들이여 제자리로 돌아가라.'

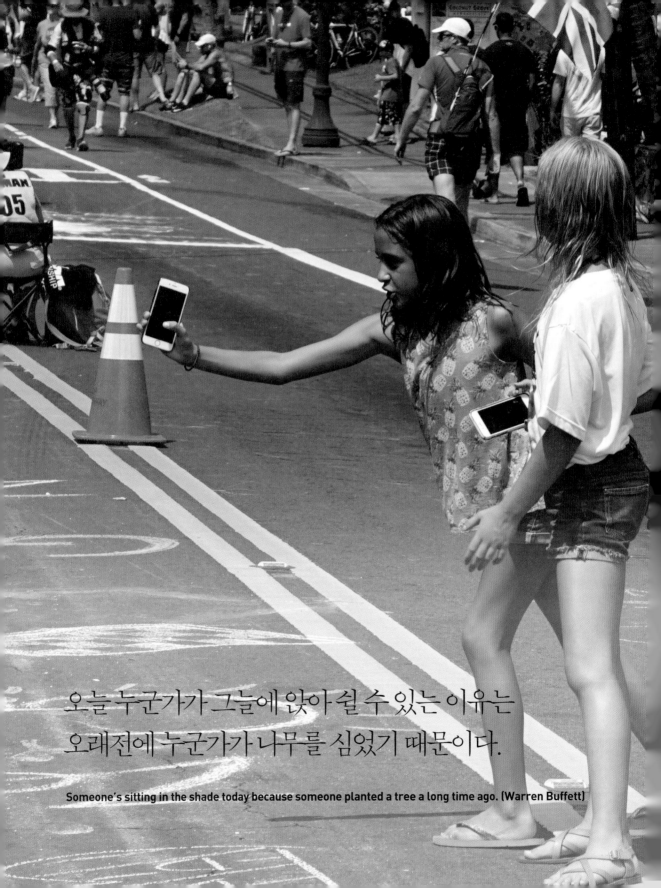

오늘 누군가가 그늘에 앉아 쉴 수 있는 이유는
오래전에 누군가가 나무를 심었기 때문이다.

Someone's sitting in the shade today because someone planted a tree a long time ago. (Warren Buffett)

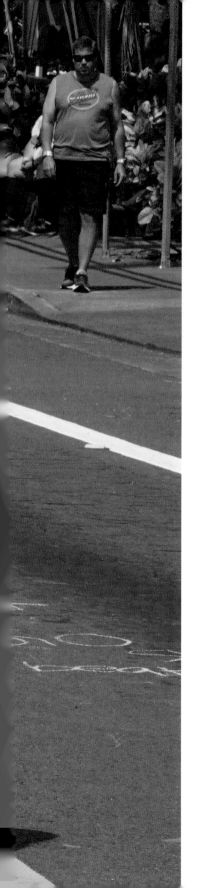

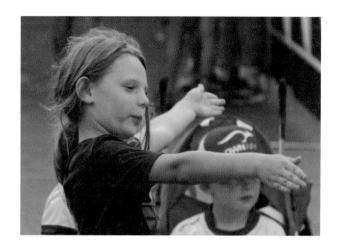

내 삶의 이유, 아이들

코나의 거리는 도화지가 된다

수영 경기가 끝나고 180.2㎞ 긴 사이클 경기 코스가 시작되면 가족과 아이들은 긴 기다림의 시간을 보내야 한다. 그 지루함을 달래듯이 코나의 다운타운 모든 도로에는 컬러 분필을 손에 든 어린아이들이 도로 위에 그림을 그리기 시작한다. 아버지의 이름을 적어 놓는 아이들, 큼지막하게 부모나 형제의 참가 번호를 크게 아스팔트 도로 위에 그리는 자녀들…. 코나의 도로는 아이들로 가득하다.

목이 빠질 듯이 길게 내어놓고 기다리는 아이들, 아버지가 올 때까지 지루함을 달래듯이 지나가는 선수마다 '하이 파이브' 하며 손바닥을 들이대는 친구들의 얼굴에 행복함이 가득하다. 긴 기다림 끝에 아버지의 모습이 멀리서 보여 오기 시작한다. 온 가족은 흥분하기 시작한다. 아버지를 따라 짧은 보폭으로 잠시라도 함께 힘차게 달리는 자녀를 만난 선수들. 그들에겐 이런 자녀의 모습이 다시 힘을 내는 이유가 된다.

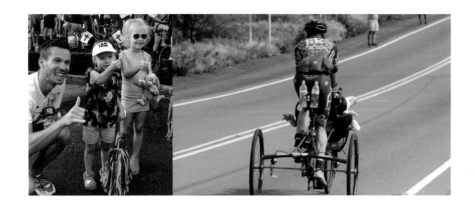

아버지의 사랑

아버지의 사랑이 얼마나 위대한가를 보여 준 경기가 있었다. 2008년 10월 11일에 있었던 코나 아이언맨 월드 챔피언십 경기가 그 모습을 보여 준 경기이다. 한 아버지가 장애를 가진 아들을 가슴에 안고 조심스럽게 출발선에 있는 계단을 내려와 보트에 태운다. 그리고 자신의 몸과 밧줄로 아들이 탄 보드를 연결한다. 수영 3.9㎞. 일반인들도 쉽지 않은 바다 수영인데 아들을 보드에 태워 연결한 후 뒤늦게 출발을 한다. 이 무모해 보이는 이 도전의 주인공은 장애우를 둔 아버지가 '딕'과 그 아들 '팀 호이트'이다. 드디어 아이언맨 꿈의 무대에 서게 되고 그들의 인생에 놀라운 여정이 시작된다.

당신의 인생에 극심한 장애를 가진 아이가 태어났다면 어떠하겠는가? 장애아를 키운다는 것은 평생을 지고 가야 할 아버지의 책임이기도 하다. '딕'은 어린 시절부터 이웃으로 가까이 잘 알고 지냈던 사랑하는 아내 '러스'와 결혼을 한다. 그 후 첫째 아들을 가지게 되었는데 불행하게도 출산 중에 탯줄이 목에 감긴 채 태어나 뇌에 산소 공급이 막히면서 '전신마비의 선천성 장애'를 갖고 태어난다. 의사들은 부모에게 이 아이가 정상적인 삶을 살아갈 가망이 거의 희망이 없다고 말한다. 그러나 아버지는 아들을 향한 마음을 포기하지 않는다.

아들은 13살이 되는 해까지 부모와 정상적인 대화를 할 수가 없었다. 그러던 중 한 대학의 도움을 받아 자신의 생각을 화면에 글로 나타낼 수 있는 특수 컴퓨터 장치를 통해 아버지와 아들은 13년 만에 처음으로 의사소통을 하게 된다. 특수 컴퓨터를 통해 알게 된 아들의 소원. "아빠, 나도 달리고 싶어요." 그날부터 아버지는 아들과 함께 특수 휠체어에 태우고 달리기를 시작한다.

드디어 그의 나이 70세가 넘었을 때, 50세가 된 아들 '팀 호이트'와 함께 꿈의 무대 하와이 코나 월드 챔피언십에 참가한다. 출발 포성이 울리고 선수들은 가벼운 몸으로 빠르게 바다를 가르고 앞으로 전진한

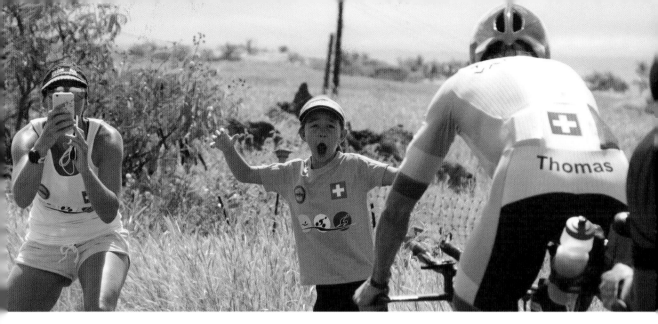

다. 그러나 아버지 '딕'은 힘겹게 나아간다. 수영 컷오프당하기 직전 2시간 가까운 시간에 기진맥진한 상태로 뒤늦게 도착한 그는 가쁘게 숨을 몰아쉬면서 아들을 가슴에 안고 특수 자전거 앞에 아들을 태운다. 그리고 코나 경기에서 가장 힘든 코스라는 180.2㎞의 지옥의 레이스 사이클 경기에 도전한다. 와이콜로아의 세찬 바람을 부딪치며 가도 가도 끝이 없는 코알라 마운틴 오르막과 힘겹게 싸운 후 도착하자, 이미 어두운 저녁 시간이 되었다.

마지막 마라톤 42.195㎞를 밤 12시 전에 들어와야 완주할 수 있다. 자전거에서 아들을 내려 휠체어에 옮기고는 운동화를 신고 50㎏의 아들을 밀면서 마지막 사력을 다해 달린다. 그렇게 달리고 싶다는 아들의 꿈을 이루어 주기 위한 아버지의 사랑의 마지막 혈투는 시작된다. 코나는 태평양 한가운데 위치한 섬으로, 해가 떨어지면 거리에 어둠이 깔린다. 가로등도 없는 도로를 아들의 소원을 들어주기 위하여 아버지는 그 도전을 멈추지 않는다. 새벽 7시에 출발한 경기는 어느덧 16시간이 지났다.

12시가 다될 무렵, 마지막 피니시 라인에는 이 역사적인 장면을 보기 위해 몰려든 사람으로 인산인해를 이루었다. 2008년 코나 아이언맨 경기의 하이라이트는 누가 1위로 골인하는가가 아니었다. 장애인 아들의 소원 '나도 달리고 싶다', 그 꿈이 이루어지는가 하는 아버지 '딕'과 아들 '팀 호이트'의 완주 모습이다. 드디어 멀리 조명이 밝혀진 마지막 피니시 라인 100m 앞에 부자가 결승점을 향해 달려오고 있다. 장장 16시간 14분이 지나는 순간이었다. 우승한 선수보다 더 큰 박수와 갈채를 보냈으며 지켜본 두 눈에선 뜨거운 감동의 눈물이 한없이 흘러내렸다. 이들은 인류의 역사를 통틀어 진정한 아이언맨으로 더 이상의 설명도 필요치 않다. 아들을 진정으로 사랑하는 아버지의 모습은 전 세계인에게 감동을 전해 준다. 정말 '아버지의 사랑은 강하다'는 것이 증명된 경기였다.

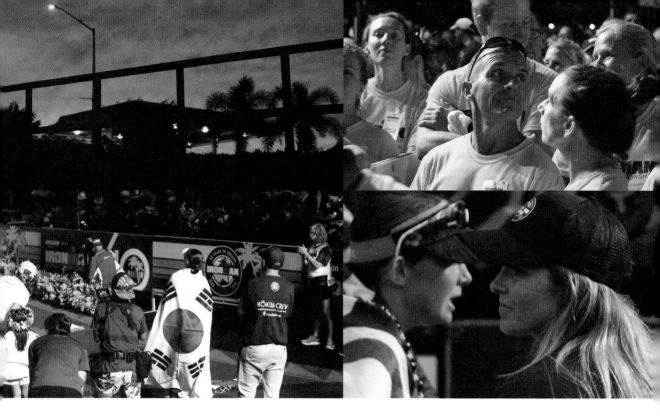

인생의 5가지 단어

기다림   사랑하는 사람을 기다려 본 적이 있는가. 나는 사랑하기에 아내를 아주 오랜 기다림의 시간을 경험한 적이 있다. 기다림이란 항상 쉬운 일은 아니지만, 그 기다림의 끝엔 소망이라는 선물이 있다. 우리의 인생에 기다림이 길면 길수록 그 기다림 끝에는 항상 감사함이 더욱더 크게 다가오기에 기다림이란 시간을 보낼 만한 가치가 있다.

만남   항상 보고 싶은 사람을 만난다는 것은 나를 설레게 한다. 오래된 친구이든 아니면 가족이든 내 인생의 만남은 우연히 이루어진 것이 아니라는 생각이 들 때가 있다. 신이 나에게 주신 선물이라고 할까. 이런 만남을 가질 수 있는 것은 축복이라고 나는 생각한다. 앞으로 살아갈 날들 속에서 새로운 만남을 기대하는 이유는 또 어떤 축복된 만남이 이루어질까 기대하기 때문이다.

사랑함   내가 살아 있어 누군가를 사랑할 수 있고 사랑할 대상이 있다는 것은 행운이라 생각한다.

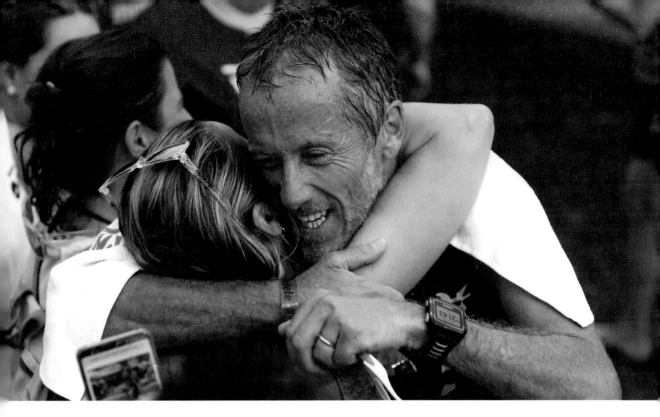

형제이든, 친구, 동료이든 사랑하는 누군가가 있다는 것은 축복이다. 아니면 동물이든, 꽃이나 자연이든 무엇인가 사랑하는 대상이 있다면 그 사람의 인생은 행복한 인생이라고 말하고 싶다. 인생을 행복하게 살기를 원한다면 사랑하는 대상을 찾아보라. 그리고 마음으로 사랑을 시작하라.

헤어짐   늘 헤어짐이라는 이 시간이 오면 마음이 힘들어진다. 그러나 이 땅에서 사는 한 우리는 헤어짐을 연습하고 살아야 한다. 언젠가는 마지막 그 헤어짐의 시간을 직면하는 순간이 반드시 오기 때문이다. 사랑하는 부모이든 오랜 친구이든 정들었던 공동체이든 오랫동안 함께한 반려견이든 아니면 내가 사랑해서 살았던 땅이든 떠나고 헤어짐은 쉬운 일이 아니다. 그러나 헤어짐도 연습해야 한다. 유한한 인생에 언젠가 누구든 헤어져야 하기 때문이다.

그리움   사랑하는 사람을 떠나보내고 나면 스멀스멀 그리움이라는 것이 올라온다. 내가 나이가 들고 인생을 살면 살수록 그리움이 더 많아지는 이유는 무엇일까. 이 땅에서 헤어짐이 많았기 때문이라 생각한다. 그러나 그리움이 깊어지면 깊어질수록 다시 만남에 대한 소망이 커지게 되고, 나를 너무나 사랑하시고 잘 아시는 하나님이 더 큰 놀라운 시간을 예비하였음을 나는 확신한다.

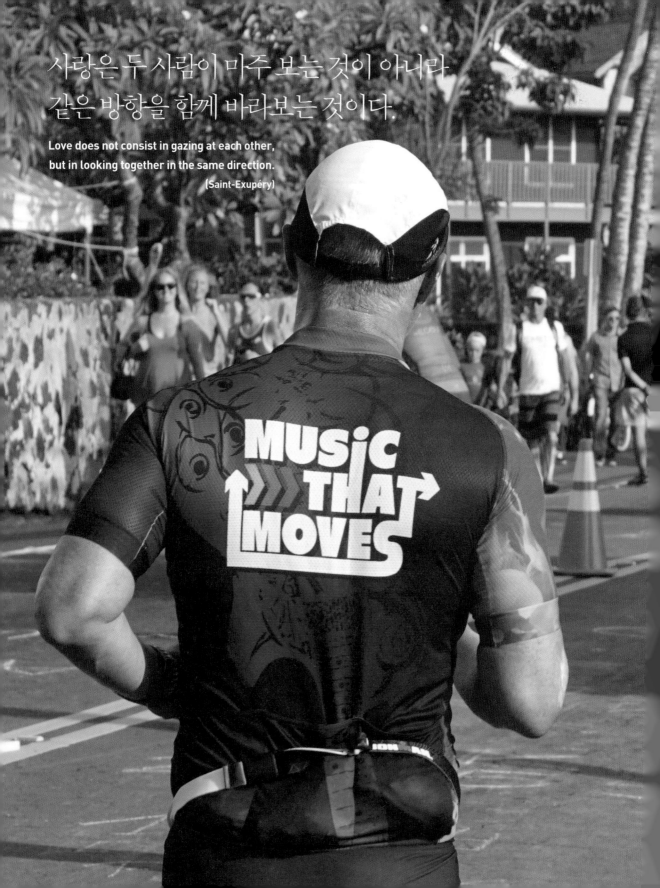

사랑은 두 사람이 마주 보는 것이 아니라
같은 방향을 함께 바라보는 것이다.

Love does not consist in gazing at each other,
but in looking together in the same direction.
(Saint-Exupéry)

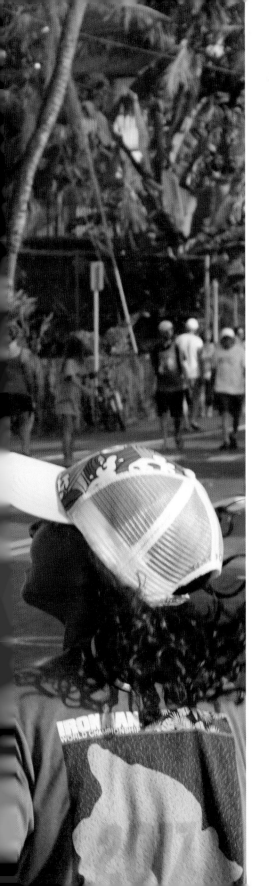

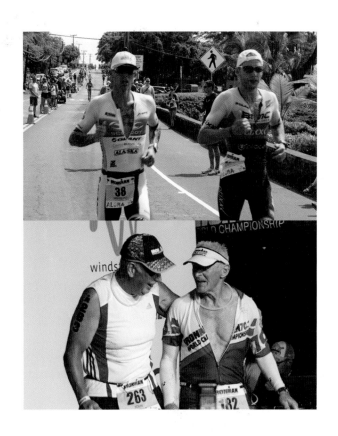

행복한 사람, 동행

코나 아이언맨 경기를 보면 동반 출전하는 선수가 있다. 사랑하는 연인이 동반 출전하거나 부부나 부모와 자녀가 동반 경기에게 참여하는 모습을 나는 자주 목격한다. 인디언의 명언 중에 '빨리 가고 싶다면 혼자 가고, 멀리 가고 싶다면 함께 가라(If you want to go fast, go alone. If you want to go far, go together).'는 말이 있다. 코나 아이언맨의 경기는 빨리 갈 수가 없는 경기이다. 17시간 안에 완주하는 경기로, 자신의 페이스를 잘 유지해야 완주할 수 있는 경기이다.

지친 아버지를 위해 딸이 함께 옆에서 힘내라 응원하며 뛰어 준다.

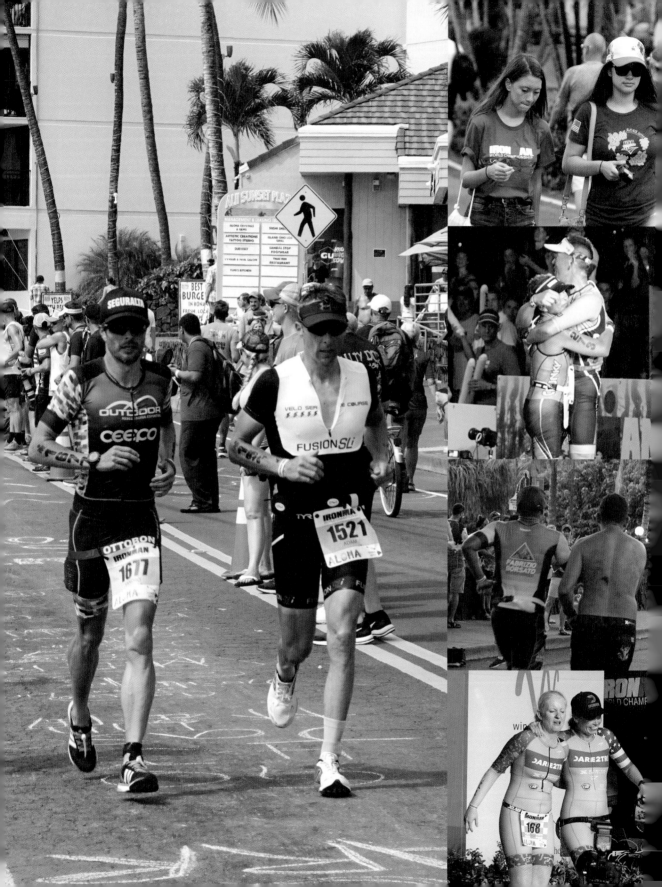

동행과 자명종

코나에 오는 아이언맨들은 자기 인생에 자명종을 하나씩 가지고 있다. 시간을 자세하게 쪼개고 계획하지 않으면 하와이 코나 월드 챔피언십에 참가하기 어렵기 때문이다. 하루하루 자명종에 일어나고 사랑하는 동료와 함께 운동하며 살아가는 삶을 사는 사람들이다.

영국의 한 소도시에 자명종을 울리는 전통을 가진 마을이 있다. 매년 6월 6일 새벽 4시가 되면 온 동네에는 자명종이 울리기 시작한다. 이 마을에는 왜 이러한 전통이 생기게 된 걸까?

오래전에 '마셀'이라는 한 남자가 '린다'라는 여성을 만나 사랑에 빠지고 결국 두 사람은 결혼을 하게 된다. 인생 내내 행복하길 바랐지만 아내 '린다'가 교통사고를 당하면서 하반신 마비의 장애를 가지고 평생을 살아야 하는 불행을 겪게 된다. 장애를 겪고 난 후, 아내는 밤마다 잠을 제대로 이루지 못했다. 새벽 4시, 교회 종소리가 울리면 남편은 아내를 휠체어에 태우고 교회까지 이어지는 길을 따라 걸은 지 40년의 긴 세월을 함께 보냈다.

그러나 종소리 울리던 교회도 장소를 옮겨 가고 아내 '린다'도 세상을 떠나게 된다. 동네 사람들은 이제 아내도 떠났고 교회도 다른 곳으로 가면서 더 이상 '마셀'이 일찍 일어나지 않을 것이라고 생각했다. 그러나 그는 아내를 떠난 후에도 10년을 어김없이 새벽 4시가 되면 일어났고, 아내의 묘지까지 걸어갔다.

이쯤에 마을에 재미난 소문이 퍼지게 되었다. 노인이 된 '마셀'을 부축해서 새벽에 걸으면 바라는 사랑을 이룰 수 있다는 소문이 돌기 시작한 것이다. 그 후 이 마을 사람들 사이에는 매년 6월 15일 새벽 4시가 되면 자명종이 울리는 전통이 생기게 되었다고 한다.

89세가 된 노인 '마셀'은 죽음이 가까워 오는 시간에 마지막으로 묘비에 이렇게 적어 달라는 유언을 가족에게 남기고 떠난다. "사랑하는 '린다', 다음 생이 있다면 당신을 위해 89년 동안 여전히 아침에 일찍 일어나고 싶소." 이런 아름다운 동행은 보는 것만으로도 행복하다. 코나 아이언맨에게도 이런 아름다운 '동행'이 있다.

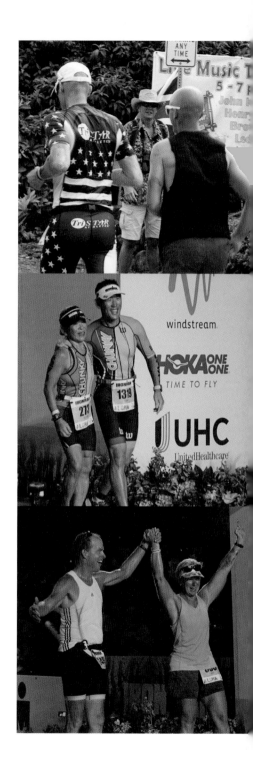

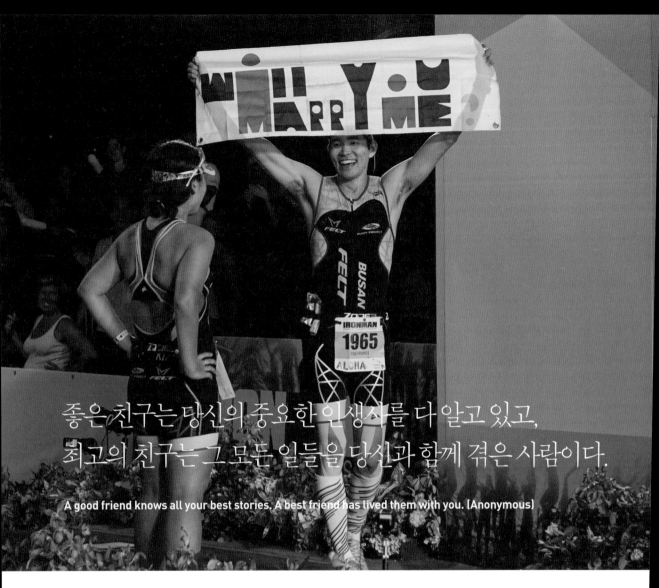

좋은 친구는 당신의 중요한 인생사를 다 알고 있고,
최고의 친구는 그 모든 일들을 당신과 함께 겪은 사람이다.

A good friend knows all your best stories. A best friend has lived them with you. (Anonymous)

어느 아이언맨의 프러포즈

'하와이 코나 월드 챔피언십' 경기를 마치며 나는 이 지옥과 같았던 끔찍한 레이스 경험은 단 한 번이면 충분하다고 생각했다. "이건 보통 사람이 할 수 있는 게 아니야." 혀를 내두르며 누군가 내 손에 공짜 티켓을 쥐어 준다 해도 안 올 것 같다며 만나는 사람들에게 푸념을 늘어놓았다. 그러나 경기를 무사히 마치고 코나를 떠나는 날, 나는 이곳이 너무나 그리워졌다. 강렬한 햇살과 무더운 날씨, 코코넛 나무, 맑은 바다, 아무렇게 피어 있는 아름다운 꽃들, 캡틴쿡 지역의 아름다운 해안선 그리고 여유로운 코나 다운타운. 빅아일랜드의 모

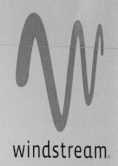

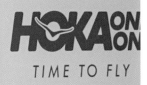

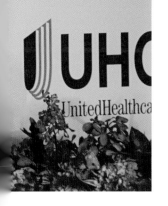

든 것들이…. 안태환 군과 꼭 다시 오자는 약속을 하며 귀국행 비행기에 오른다.

나와 남자 친구는 중국에서 열린 아이언맨70.3 류저우, 취징에서 하와이 코나 월드챔피언십 티켓을 거머쥐게 된다. 그런데 꿈에 그리던 코나 대회 일자가 다가올수록 참 난감해졌다. '어떻게 완주할 것인가?' 풀코스 경기는 코나 경기 한 달 전에 열린 구례 아이언맨 경기가 처음이기 때문이다.

대회 이틀 전 부산-나리타-코나로 가는 여정을 택하여 나리타 경유 목요일 오전 11시에 하와이 코나에 도착한다. 차량을 렌트하고 자전거를 싣고 대회장으로 향한다. 공항에서 공식 호텔인 메리어트 호텔에 바로 도착해서 선수 등록을 하는데, 여기저기서 달리는 사람들, 자전거 타는 사람들로 북적북적한 게 실로 대회장의 분위기가 피어오르는 듯하다. 가만히 있어도 땀이 삐질삐질 흐를 만큼 강렬한 햇볕에 살갗이 따가워 30분 만에 얼굴이 새빨개지고 숨이 턱턱 막혀 신혼여행 오면 싸움 나기 딱 좋은 날씨라 생각되었다.

경기 설명회 겸 만찬이 있어 호텔 앞 출발선에서 수영을 하고 잔디밭에 앉아서 이런저런 얘기를 나누는데, 간절히 꿈을 꿨던 탓인지 이곳이 낯설지도, 새롭지도 않았다. 마치 옛날에 한 번와 본 것처럼 말이다. 만찬 후 나래 언니와 진희 언니, 코나한인교회 김교문 목사님도 만나 생화로 만든 꽃 목걸이도 전달받고 한껏 들뜬 기분으로 숙소로 돌아간다.

다음 날 코나에 계신 김 목사님과 진희·나래 언니가 태환이 오빠에게 대회 하루 전에 힘 빼지 말고 제발 숙소에서 쉬자고 했지만 코나까지 와서 쉴 수 없다는 안태환 군에 이끌려 자전거도 타고, 근처 비치에 가서 수영도 하고 달리기 코스인 알리 드라이브 길로 자전거를 타고 하와이 명물 참치포케(참치회 덮밥)도 먹었다.

토요일 대회 당일. 아침을 든든히 먹고 주차를 하고 대회장으로 향한다. 대회장으로 가는 길에 미국 오레곤주에서 오신 아이언맨 70대 할아버지와 얘기를 나눴다. 안태환 군이 할아버지께 "코나는 우리 인생의 꿈 중 하나였어요! 열렬하게 꿈꾸고 일 년간 최선을 다했더니 운이 좋게 슬롯을 획득했죠."라고 얘기했더니 할아버지가 웃으시며 어제 만난 이탈리아에서 온 남자는 20년 동안 유럽 아이언맨 대회 끝에 그 꿈을 이루어 하와이 코나 월드 챔피언십에 왔다고 얘기해 주신다. 그 얘기를 들으니 '이곳은 정말 많은 사람들이 오랫동안 꿈꾸는 곳이구나. 아, 우리는 정말정말 운이 좋은 커플이구나.'라고 생각했다.

대회장 앞에 도착하니 영상에서 백 번 넘게 봐 오던 그 그림이 그대로 펼쳐진다. '내가 이곳에 있다니!' 남자 친구 안태환 군을 수영 출발선으로 보내고 진희·나래 언니와 함께 출발을 기다리는데 출발 대포 소리도 못 듣고 사람들이 우르르 수영을 시작하길래 따라간다. 혼자 빨리 가보겠다고 용을 쓰며 수영을 했는데 방향을 잃었는지 이리저리 뼁 도는 바람에 시계를 확인하니

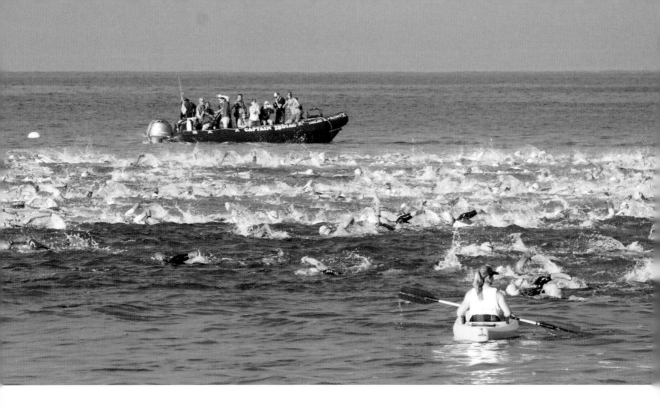

1시간 15분으로 예상보다 늦었다.

시작 구간에 추월금지 지역이 몇 군데 있다. 알리드라이브로 가는 반환점까지는 가능한 추월하지 않고 편안하게 타고 가니 안태환 군이 반대편에서 보인다. 그때부터 속력을 내서 가니 10㎞쯤 안태환 군이 멀리서 오는 나를 발견하고 서 있었다. 이제부터 같이 자전거를 탄다. 생각보다 수월하게 자전거가 나간다고 생각했는데 40㎞ 지점을 통과할 때 바꿈터에서 물을 보급하다가 갑자기 무슨 정신이었는지 자전거에서 두 손을 놓고 어처구니 없이 넘어진다. 물로 다리 위에 엉킨 흙과 피를 닦아 냈다. 안태환 군도 내가 넘어지는 모습을 보며 아마 가슴이 철렁했을 것이다.

소문만 무성했던 와이콜로아에서 바람의 매서움을 만났다. 지명이 바람이란 뜻이라고 김 목사님께 들었던 얘기가 생각나면서 '아, 이게 그 말로만 듣던 그 바람이구나!' 생각했다. 생전 처음 경험하는 측풍의 위력에 조향이 위태롭다. 넘어질 것 같고, 무섭다는 생각이 든다. 힘들고 더운 것은 아무것도 아니었다. 겁 많은 나에겐 두려움과의 싸움이었다. 와이콜로아를 지나 코알라 96㎞ 반환점인 하위(Hawi)로 가는 길의 돌풍은 얼마나 무섭고 크게 느껴졌는지 50㎞ 정도 이후론 유바를 잡은 적이 없다. 그렇게 공포에 질려 얼굴이 새파래진다. 다른 사람들은 신나게 유바를 잡고 쌩쌩 내려가는 내리막에서 돌풍이 부니 나는 죽을 맛이다. 내 인생에 이렇게 두려움에 떤 것은 처음이었다. 정말 있다면 이곳이 지옥이겠구나 하는 생각만 들었다.

'괜찮아, 괜찮아. 할 수 있어! 괜찮아.'

얼마나 마음속으로 외쳤는지 모른다. 그렇게 두려움에 맞서야 했던 180.2㎞ 동안 육체적으로 정신적으로 감정적으로 모든 에너지를 다 소진하고 나서야 바꿈터로 들어올 수 있었다. 가도 가도 끝이 보이지 않는 어두움의 긴 터널 속에 갇힌 듯한 코나 에어포트 방향 30㎞ 후에는 둘이서 이런저런 얘기를 하며 걷는 속도로 뛰다가 뛰는 속도로 걷다가 보니 밤 10시를 훨씬 넘긴 긴 시간이었다.

멀리 코나 다운타운의 불빛이 보이고 가로등이 세워진 하이웨이 위로 월마트 사인이 크게 보이는 원만한 언덕을 오르면 다운타운으로 내려가는 내리막 도로에 접하게 된다. 그렇게 꿈에 그리던 하와이 코나 월드 챔피언십 경기를 마치게 되는 순간이 얼마 남지 않은 시간, 오늘 경기 내내 지나온 순간들이 주마등처럼 스쳐 지나간다. 이 경기 내내 나와 함께한 안태환 군이 옆에 있었기에 완주할 수 있었다는 생각에 순간순간 감사함이 밀려오기 시작한다.

이제 맥도날드를 지나면 알리 드라이브 다운타운의 거리로 들어간다. 긴 여정을 마치고 들어오는 선수 한 명 한 명에게 격려의 박수를 보내 줌에도 감사의 마음을 가지게 한다. 하와이 최초의 교회 앞에서 결승선에 들어가는 한국 선수들에게 국기를 건네주는 김교문 목사님과 사모님의 응원을 받으며 참가국 선수들은 각 나라 국기가 두 줄로 세워진 피니시 라인을 향해 힘차게 달려간다. 그렇게 수많은 갤러리들의 열광스러운 환영과 축제 분위기 속에서 전 세계에 생방송되는 그 현장, 코나 월드 챔피언십 결승선에 서게 된다.

그 감동의 순간에 남자 친구 안태환 군이 준비한 프러포즈가 생중계가 진행되고, 전 세계인 앞에서 공개적으로 이런 프러포즈를 받게 됨은 내 인생에서 가장 행복했던 순간이었음에 감사하다. 이런 엄청난 박수를 받을 거라곤 기대도 하지 않았는데 말이다. 감동의 프러포즈와 함께 나는 내 인생에 꿈꾸어 온 이 하와이 코나 월드 챔피언십의 현장에서 그동안 함께 어려운 운동을 하면서 마음을 나누며 서로 항상 응원과 격려해 주신 모든 철인에게 감사 인사를 드려 본다. 사랑하는 사람과 함께한다면 어떤 어려움도 두려움도 이길 수 있음을 경험하는 귀한 시간에 감사할 뿐이다.

(2017년 하와이 코나 월드 챔피언십 아이언 커플 펠트부산 김유지·안태환)

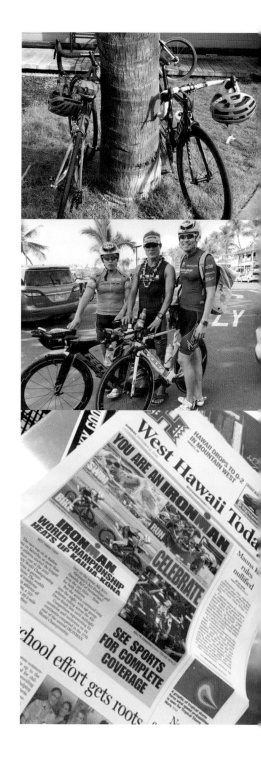

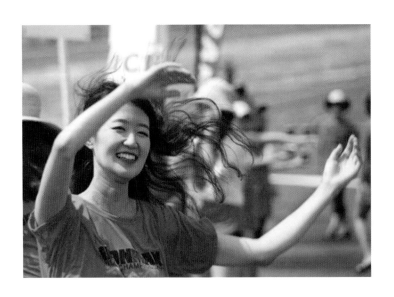

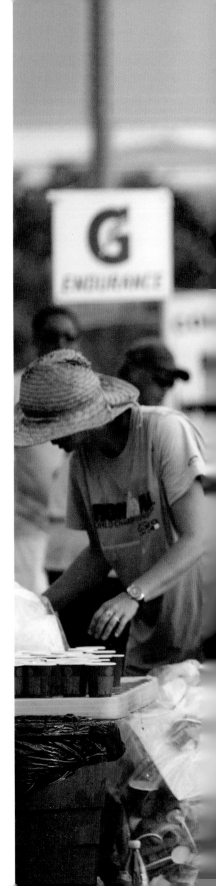

자원 봉사자, 코쿠아 크루

'코쿠아 크루'라는 사람들

하와이말로 '선한 봉사자'를 '코쿠아 크루(Kokua Crew)'라고 말한다.

아이언맨 경기가 개최되는 10월 둘째 주 토요일엔 경기에 참가하는 2,400명의 선수를 돕기 위해 6,000명의 '코쿠아 크루' 자원 봉사자들이 새벽부터 밤 12시까지 봉사한다. 인구 4만 명의 소도시에 6,000명의 봉사자가 참가한다는 것은 대단한 일이다. 하와이 안들에겐 누군가를 환영하고 섬긴다는 것을 도리어 자신에게 축복이라 생각한다.

코나에 도착하면서 경기 당일에는 한 선수에 한 명씩 돕는 자를 붙여 주고 선수가 편안하게 경기에 임할수 있도록 도와준다. 참가한 아이언맨 선수들마다 이구동성으로 하는 말은 코나 경기만큼 자원 봉사자의 섬김을 다른 데서 찾아보기 힘들 정도로 친절하다는 것이다. 모든 코나의 거리거리는 자원 봉사자들의 외침과 그 사랑의 섬김으로 가득가득 넘쳐난다.

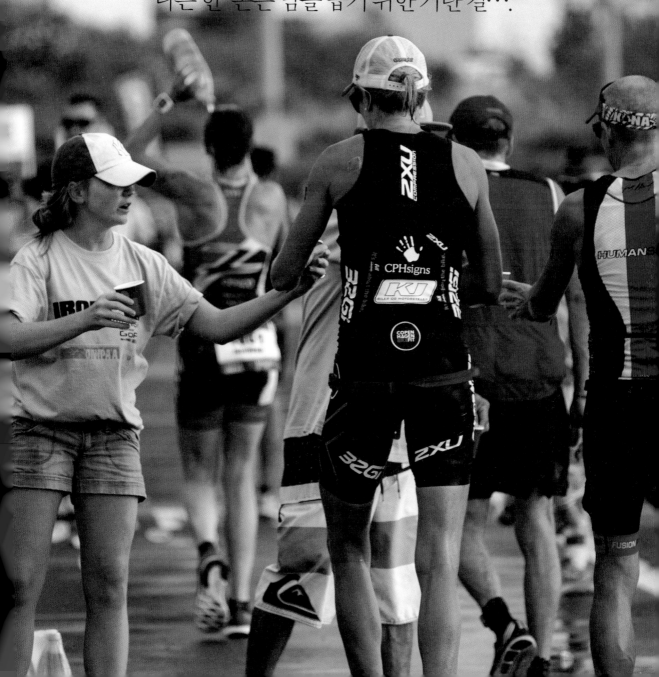

As you grow older, you will discover that you have two hands: one for helping yourself, the other for helping others. (Sam Levenson)

나이가 들어가면서 손이 두 개라는 걸 알게 될 겁니다.
한 손은 나 자신을 돕기 위해,
다른 한 손은 남을 돕기 위한 거란 걸…

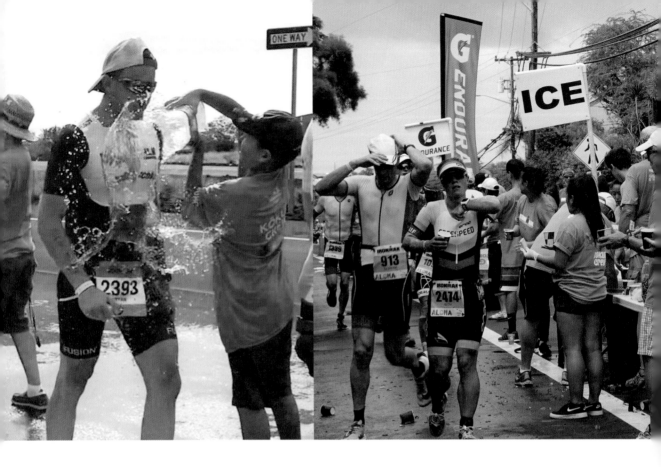

어느 도마뱀의 친구 사랑

영국 런던 타임즈가 친구에 대해서 설문조사를 한 적이 있다. "과연 당신에게 진실한 친구는 누구인가?"라는 질문에 가장 많은 결과 3가지를 내놓았다. 첫 번째, 만나면 기쁨이 배가되고 만나면 내 슬픔이 점점 반으로 줄어드는 사람. 두 번째, 억울하고 힘들어 말을 못할 때에도 자신의 침묵까지도 이해하고 알아주는 사람. 그러나 이 설문에 가장 많이 한 대답이 있다. 그것은 바로 "모든 것을 다 잃어버리고 실패할 때 내 곁에 끝까지 함께 있는 사람".

일본 도쿄에서 올림픽이 열렸을 때의 일이다. 올림픽 스타디움 확장을 위해 지붕을 벗기던 중 일어난 사건이다. 뒷다리 쪽에 못이 박힌 채 벽에서 움직이지 못하고 있는 도마뱀 한 마리를 발견하게 된다. 집주인에게 물어보니 3년 전쯤 지붕에 못을 박는 공사를 할 때 들어간 게 분명하다고 했다. 3년 동안이나 뒷다리에 못이 박힌 채 죽지 않고 살아 있었다는 이 신기한 사실에 공사를 잠시 중단하고 도마뱀을 지켜보기로 한다. 그랬더니 글쎄 다른 도마뱀 한 마리가 먹이를 물어다 주는 것이 아닌가? 3년이란 긴 세월 동안 못에 박힌 친구를

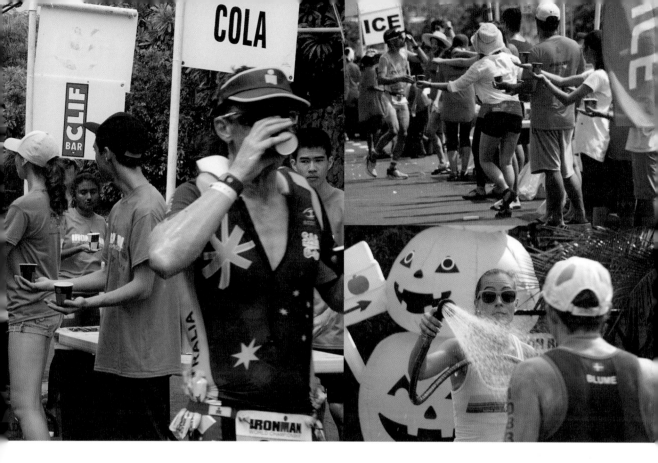

위해 하루에도 몇 번씩이나 먹이를 가져다주기를 게을리하지 않았던 것이었다.

만약 내가 신체장애의 불의의 사고로 생계 활동을 아무것도 하지 못할 때, 나를 3년 동안 먹여 줄 친구가 있을까? 아니, 3개월이라도 나의 생계를 지원해 줄 친구도 찾기 힘들 것이며, 나 또한 그렇게 3년 동안 헌신하지 못할 것 같다. 뒷다리에 못이 박힌 도마뱀에게 나보다 더 좋은 친구가 있다니 문득 부럽다는 생각이 든다.

"이제부터는 너희를 종이라 하지 아니하고… 너희를 친구라 하노라."(요 15:15)

인생을 살다 보면 수많은 일들을 경험하게 되고 앞으로 직면할 일들도 많다. 실패로 인해 그 삶의 무게가 너무나 커서 인생을 포기하고 싶은 시간도 당면하게 된다. 주변에 모든 사람이 다 떠나가고 아무도 없을 때, 그 순간 당신의 곁에 친구가 남아 있다면 당신은 인생에 성공한 사람이다. 그리고 죽음의 순간을 직면하게 된다. 내가 먼저 떠날 때 내 곁에 있어 줄 아내가 있고, 또 아내가 먼저 떠난다면 아내 곁에서 내가 그 자리를 지켜 주는 친구가 되고 싶다.

우리는 지금 인생이라는 치열한 전투의 현장에 살고 있다. 이 엄청난 삶의 치열한 전투의 현장에서 내가 겪는 엄청난 고난의 시간에 함께 있어 줄 친구가 있다면, 당신은 이미 인생에 성공한 사람이다.

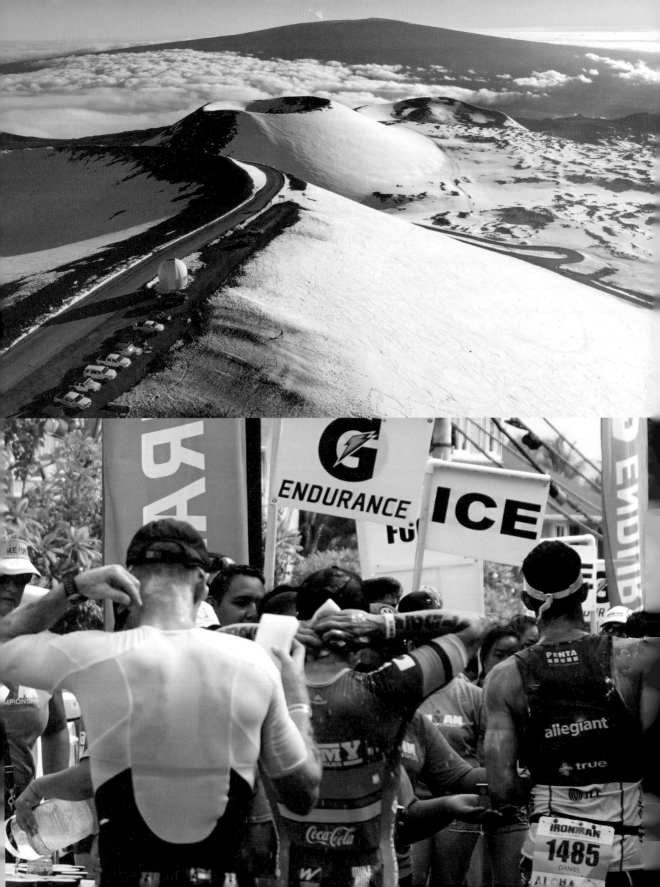

아이언맨과 아이스맨

여름의 나라 하와이에는 얼음이 있는가?

고대 폴리네시안 사람들은 얼음을 '실버 골드'라고 부른다. 태평양 수많은 섬에서 흩어져 살던 그들은 높은 산이 없고 겨울이 없기에 얼음이라는 존재를 알 수가 없었다. 그러던 중 얼음을 처음 경험한 곳은 빅아일랜드 하와이 코나에 정착하면서이다. 4,207m 산 정상에 눈이 내려 흰 산이라 불리는 '마우나케아'에서 얼음이라는 존재를 처음 경험한 하와이안들은 그 가치가 얼마나 귀한지 '실버 골드'라고 부른다.

코나에 아주 오랫동안 얼음 공장을 운영하는 한인 최선생님이 계신다. 아이언맨을 진행하는 관계자들은 그를 '아이스맨'이라고 부른다. 10여 년 동안 코나 월드 챔피언십 경기 당일 아이스를 만들어 공급한 분이시다. 아이언맨 경기 당일에 사용되는 아이스가 5만 파운드나 된다고 하니 실로 엄청나다.

화씨 90도가 넘는 코나의 날씨는 걸어다니면 살이 따가울 정도로 무더운 날씨이다. 그래서 코나 아이언맨들은 지옥의 레이스라고 말한다. 이 레이스를 완주하려면 자신의 체온을 정상적인 체온으로 유지해야 한다. 이때 절대적으로 필요한 것이 엄청난 양의 아이스, 즉 얼음이다.

어떤 이는 얼음을 모자에 담아 머리에 뒤집어쓰고 달리기도 하고, 가슴 안에 엄청난 양의 얼음을 부어 넣는 철인들도 있다. 냉장 시설이 없었던 하와이안들이 얼음을 '실버 골드'라고 소중하게 부른 것처럼 아이언맨들에게 얼음은 경기를 완주하는 데 얼마나 소중한 존재인지 모른다. 그래서 아이언맨을 나는 '아이스맨'이라고도 부르고 싶다. (마우나케아 사진 마할로 님 제공)

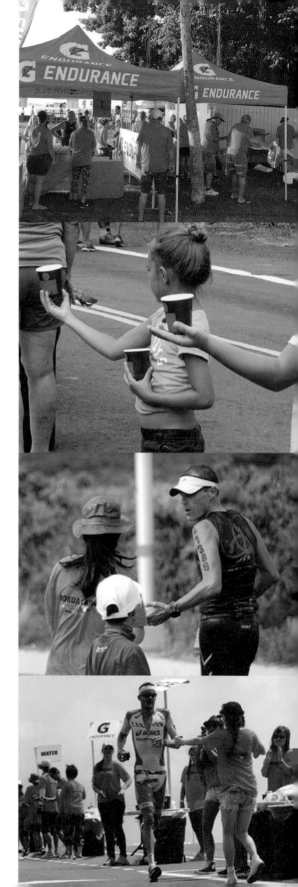

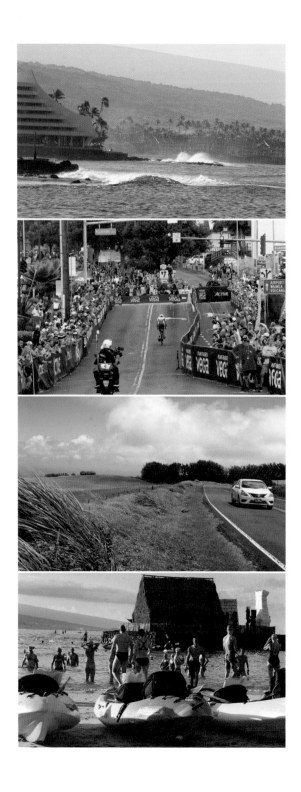
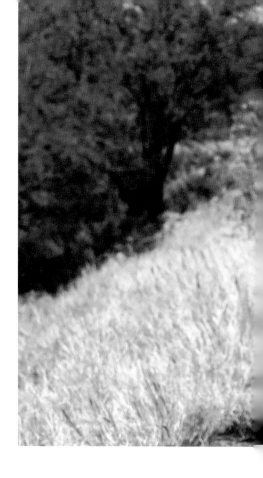
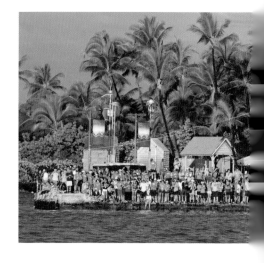

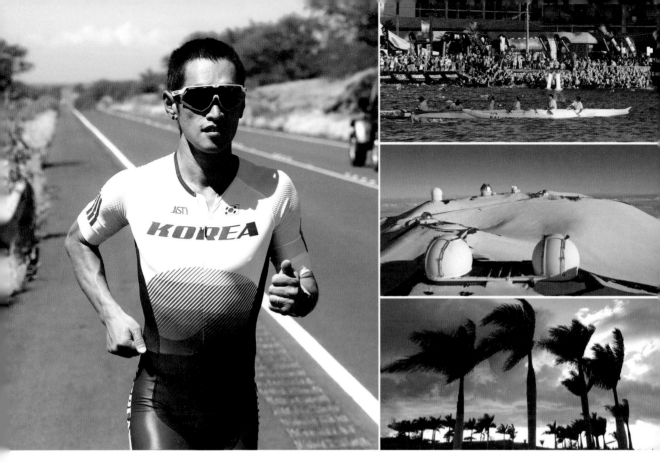

Better to be patient than powerful; better to have self-control than to conquer a city. (Proverbs16:32; LNT)

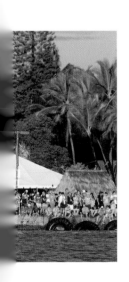

아이언맨과 코나의 거리

'왕의 도로'라 불리는 코나의 거리는 하와이 왕조의 역사가 담긴 거리이다. 아이언맨 경기 출발선이 있는 곳은 하와이 왕조를 세운 최초의 왕 '킹 카메하메하(King Kamehameha)' 왕의 집과 왕의 궁전이 있는 역사적인 거리이다. 1820년 최초의 선교사가 들어와 세운 '모쿠아이카우아 교회(Mokuaikaua Church)' 교회가 200년 넘는 옛 모습 그대로 서 있다. 코나 아이언맨 선수들은 왕의 도로로 아이언맨 왕의 자녀들처럼 당당하게 이 거리를 달려온다.

PART 5

아이언맨의 Period

"나는 완벽한 인생을
원하지 않는다,

행복한 인생을
원한다"

I don't want a perfect life. I want a happy life. _Anonymous

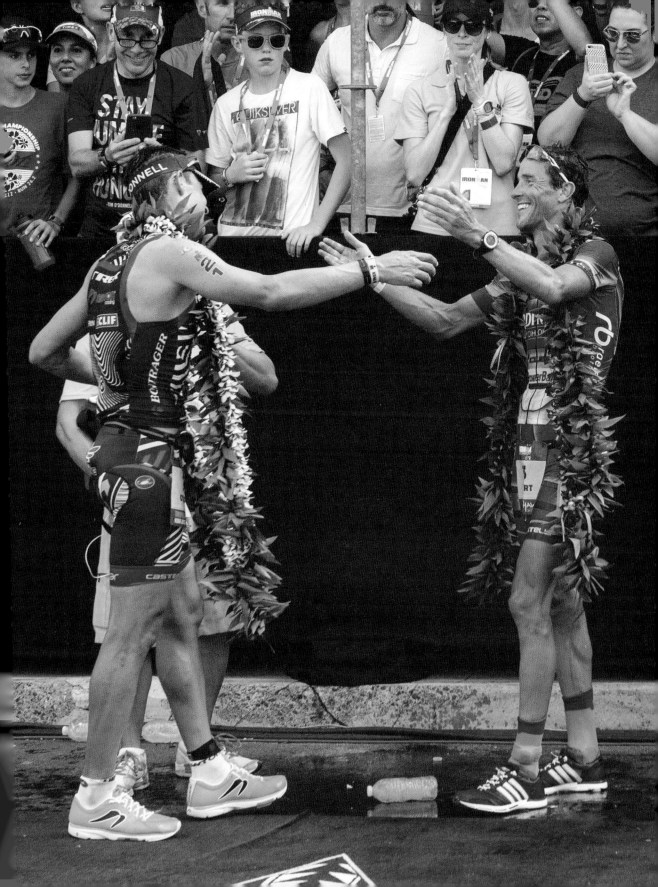

승리와 영광의 순간

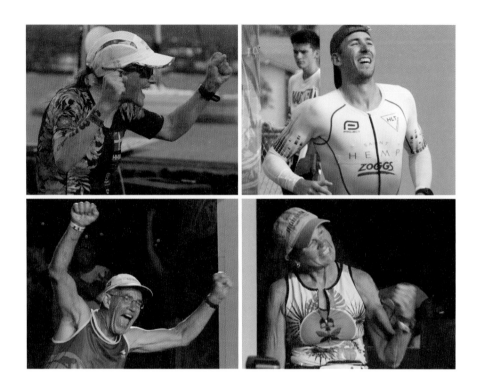

인생에서 가장 아름다운 사람들

코나 아이언맨 결승선에 서 있는 사람을 볼 때마나 나는 그가 이 세상에서 가장 아름다운 사람이라고 말하고 싶다.

힘들게 도전하여 결승선에 서서 두 손을 번쩍 드는 아이언맨의 얼굴은 기쁨으로 가득 찬다. 처절한 자기와의 싸움에서 이기고 인생의 결승선에 서는 사람의 모습은 정말 말로 표현할 수 없을 정도로 아름답다. 많은 일을 하고 업적을 남긴 사람보다 신이 허락한 자신의 인생을 잘 달리다가 그 인생의 끝에 서 있는 사람이 가장 멋지고 아름다운 사람이라고 나는 생각한다. 인생이라는 경기장에서 선한 싸움을 하면서 자신이 달려갈 길을 알고 자신과의 약속에 대하여 믿음을 지키기 위해 달려온 사람을 나는 진정한 철인, "You are an Ironman."이라고 말하고 싶다.

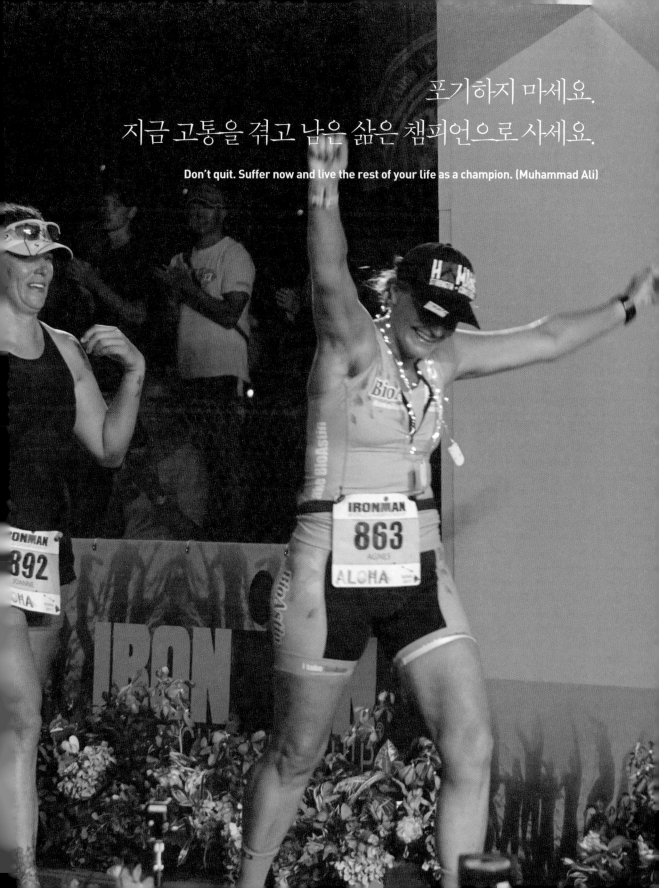

포기하지 마세요.
지금 고통을 겪고 남은 삶은 챔피언으로 사세요.

Don't quit. Suffer now and live the rest of your life as a champion. (Muhammad Ali)

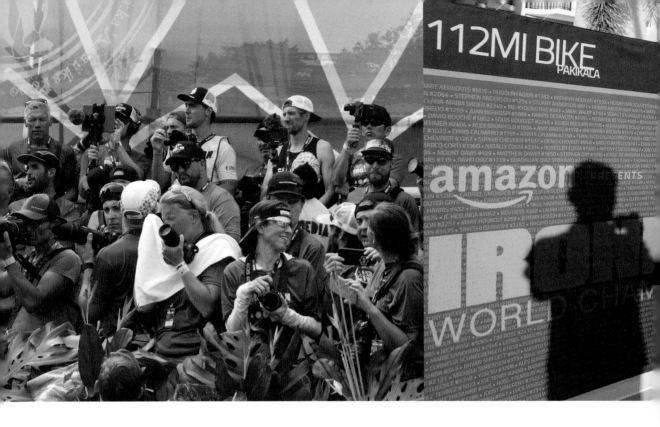

코나 아이언맨으로 이름을 남기려면

코나 아이언맨은 이름을 남기는 사람들이다. 당신의 기억 속에 아주 인상 깊었던 영화를 기억해 보라. 한 영화를 제작하는 데 드는 비용이 엄청나다. '제임스 카메론' 감독의 1997년 영화 〈타이타닉〉은 2억 5,000만 달러(약 3천 억 원), 2009년에 상영된 영화 〈아바타〉는 4억 달러(약 4,800억 원)라는 상상을 초월하는 제작비. 이렇게 엄청난 노력과 결실 끝에 170분 정도의 영화 한 편이 나온다. 관객은 그 영화를 통해 감동 속으로 들어가고 영화 상영이 끝나면 마지막 자막이 올라오는데, 이 엄청난 제작에 참여했던 사람들의 이름이 스크린에 올라온다.

어려운 길에 도전하고 새로운 길을 선택하라　　　하와이 코나 월드 챔피언십 경기장 입구에는 매년 참가자의 이름이 적혀 있다. 그 이름 속에서 한국인의 이름을 만나면 나는 괜히 기분이 으쓱해진다. 그리고 이 책의 뒷면 부록에 지난 30년 동안 하와이 코나 아이언맨 월드 챔피언십에 참여한 한국 선수의 이름을 실었다. 그들이 이곳 코나에 오기까지 그 걸어온 길이 쉬운 길은 아니었을 것이다. 수년에서 수십 년을 돌고 돌아 이 경기에 참여한 사람들의 명단이다. 항상 쉬운 길을 선택하고 걸어온 사람들이 아니다. 늘 어려운 길에 도전하고 새로운 길을 선택한 사람들만 그 이름이 남겨지는 것이다.

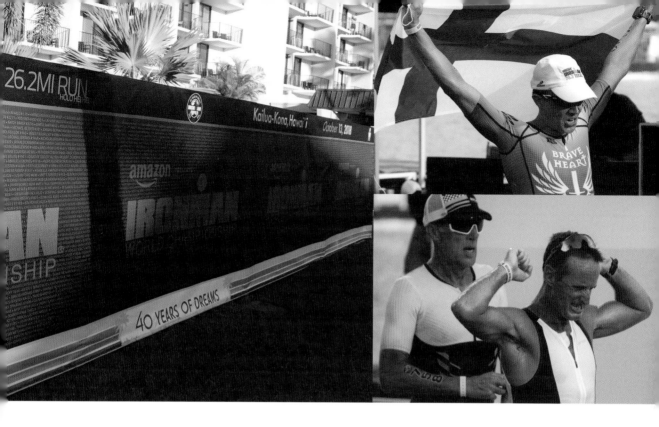

인생에 도전의 목적을 분명하게 하라　　　코나 이이언맨이라는 이름을 남긴 사람은 인생에 도전의 목적이 분명한 사람들이다. 그들이 하와이 코나 월드 챔피언십에 참가한 목적은 분명했다. 장애인 아들의 소원을 이루기 위해서, 어려운 이웃들을 돕기 위한 기부 캠페인을 위해서, 부부가 함께 평생을 동반자로 살기 위해서, 사랑하는 연인의 프러포즈를 결승선에서 하기 위해서 그들은 도전한다. 코나 아이언맨의 도전은 그냥 쉽게 이루어지는 것이 아니다. 이 경기에 참가하는 선수들에게 그 도전의 목적과 동기가 분명할 때만 가능한 것이다.

자신의 삶을 기꺼이 드려라　　　코나 아이언맨에 이름을 남긴 사람들은 자신의 삶을 기꺼이 드린 사람들이다. 사람은 어딘가에 마음을 두고 산다. 그리고 그것을 위해 삶을 기꺼이 전부 드리면 이름을 남기는 사람이 된다. 하와이 코나 월드 챔피언십에 참가하는 것이 자신과 자신의 가문에 가치 있고 의미 있는 일이라 생각했기에 자신의 삶의 전부 드린 결과, 코나 아이언맨으로 이름을 남길 수 있었던 것이다. 역사는 자신의 삶에 날마다 도전하며 전부를 드리는 사람들에 의해 이루어지고 쓰인다. 당신의 인생을 드릴 만한 가치에 자신의 삶을 드리는 인생의 진정한 아이언맨으로 그 이름을 남기는 자가 되길 바란다.

삶에 도전이 되는 5가지 명언들

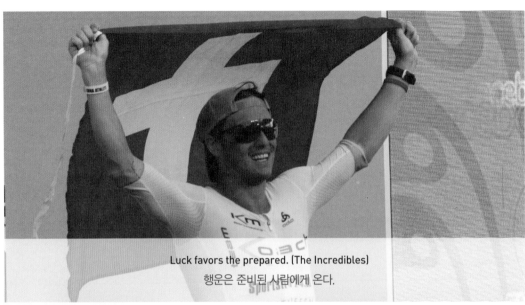

Luck favors the prepared. (The Incredibles)
행운은 준비된 사람에게 온다.

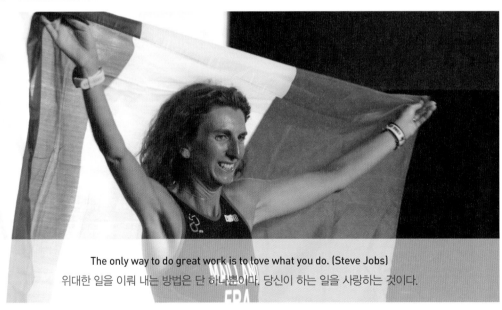

The only way to do great work is to love what you do. (Steve Jobs)
위대한 일을 이뤄 내는 방법은 단 하나뿐이다. 당신이 하는 일을 사랑하는 것이다.

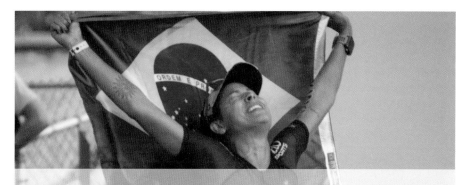

Life always offers you a second chance. It's called "Tomorrow." (Anonymous)
삶은 항상 우리에게 또 한 번의 기회를 준다. 그것은 바로 내일이라는 기회이다.

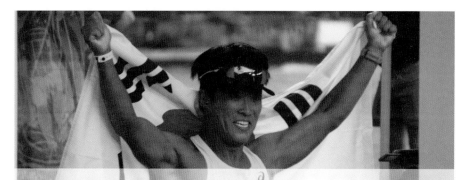

Try not to become a man of success but rather try to become a man of value. (Albert Einstein)
성공한 사람보다 가치 있는 사람이 되려고 노력하라.

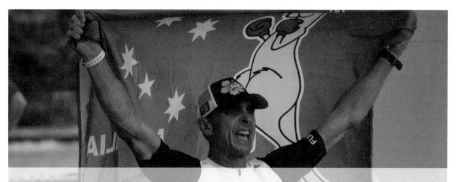

Learning to love yourself, is the greatest love of all. (Whitney Houston)
자신을 사랑하는 법을 아는 것이 가장 위대한 사랑이다.

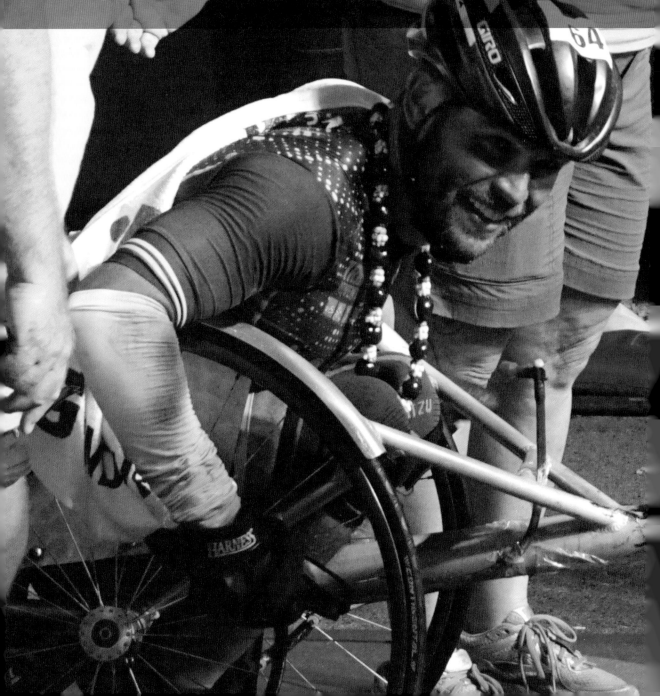

먼 훗날 인생을 뒤돌아볼 때,
하지도 않았던 일을 후회하기보다는 했던 일을 후회하고 싶다

When I get old and I look back, I want to regret the things I did, and not the things I didn't do. (Steve Jobs)

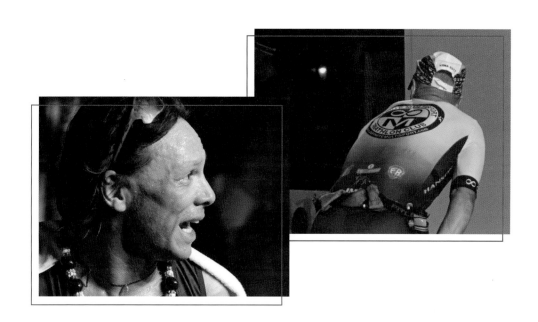

결승선에서 뒤를 돌아보다

한 선수가 결승선을 통과한 후 그 자리에서 고개를 숙이고 한참 뒤를 돌아본다. 바둑에서 승패가 결정되고 난 후 바둑은 처음부터 다시 복기하는 모습을 본다. 한 점 한 점 돌을 놓았던 그 길을 뒤돌아보면서 다시 한 번 자신을 살펴보는 시간이기도 하다. 결승선에서 뒤를 돌아 달려온 길을 바라본 선수가 있다. 무슨 의미로 뒤를 돌아보았는지는 나는 모른다. 이 코나 아이언맨 경기에 참가하기까지의 과정을 생각했을까? 분명한 것은 그는 이 경기를 준비하면서 긴 훈련과 코나에서 경주한 레이스의 순간들을 뒤돌아보았을 것이란 점이다. 그리고 동시에 자신의 지나온 인생도 뒤돌아보지 않았을까 나는 생각해 본다.

우리에게는 다 걸어온 인생의 걸음걸음을 복기하는 시간이 온다. 내가 지금 이 순간 여기 서 있기까지 만난 수많은 사람들도 생각하고, 내가 실패하고 넘어졌던 순간들도 그리고 죽을 만큼 힘겹고 버거웠던 시간들도, 순간 영화의 필름처럼 빠르게 돌아간다. 그 모든 시간들이 있었기에 지금 내가 여기 서 있게 됨에 그는 자랑스러워하는 것 같다. 우리 모두 인생이라는 긴 경주의 끝에서 뒤를 돌아보는 그 시간에 서게 될 때, 나도 코나 아이언맨과 같은 생각을 하지 않을까 생각해 본다.

인생에서 통과해야 할 5가지 코스

코나 아이언맨들은 알고 있다. 반드시 통과해야 할 어려운 코스가 있다는 사실을⋯.
인생에도 아이언맨처럼 반드시 통과해야 할 코스가 있다. 사람은 평생을 살면서 다양한 환경
과 상황에 직면하면서 그 지역을 잊지 못하고 산다. 이스라엘 국기에 있는 다윗을 상징하는
다윗의 별. '다윗' 그가 이스라엘의 위대한 왕이 되기까지 중요한 5가지 코스를 통과한다. 그리
고 그는 자신에게 주어진 인생이라는 경기를 완주하는 사람이 된다.

첫 번째 코스 '무관심'　　　코나 아이언맨들에게도 무관심의 코스가 있다. 아무도 관심
을 가지지 않은 시절을 말한다. 사회와 가족으로부터 무관심을 받고 살 때가 인생에서 가장 힘
든 시간이라고 나는 생각한다. 다윗은 어린 시절 유대 광야에서 무관심 속에서 이 땅에 없는 사
람처럼 아비의 양을 치던 사람이다. 그러나 그는 주어진 자신의 삶의 현장에서 작은 일에도 신
실한 삶을 산다. 신은 인생에 '무관심'이라는 코스를 통과한 사람에게 기회를 준다.

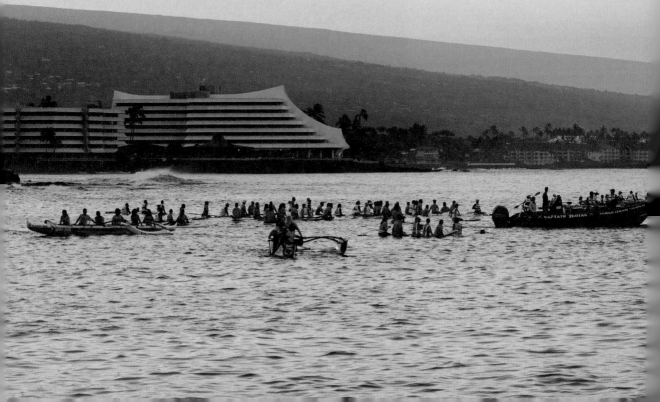

두 번째 코스 '두려움'

코나 아이언맨들은 와이콜로아 바람의 마을을 지날 때 항상 두려움을 느낀다고 한다. 이 지역을 통과해야 철인이 될 수 있다. 우리 인생에도 두려움의 코스가 있다. 아이가 태중에서 나와 세상을 살아가며 두려움의 싸움은 시작된다. 질병과 사고, 위험에서 두려움이 계속해서 파도처럼 인생 내내 도전해 온다. 다윗왕의 인생에도 사울왕의 쫓김에 죽음을 피하기 위해 아굴람의 굴속에서 두려움을 맞은 것처럼, 누구에게나 두려움과 싸우는 시간이 찾아온다.

세 번째 코스 '기다림'

코나 아이언맨에게 가장 지루한 코스가 있다. '알리 드라이브' 해안 도로를 거쳐 다운타운을 지나면 19번 하이웨이가 나온다. 그때부터는 주변에 나무도 사람도 아무도 없다. 홀로 긴 기다림의 시간을 보내야 한다. 다윗은 헤브론 산지에서 수년간 신이 왕의 권위를 허락할 때까지 기다림의 코스를 통과한다. 그리고 마침내 위대한 왕이 된다.

네 번째 코스 '유명함'

하와이 코나 월드 챔피언십에 한 번만이라도 참가한 선수라면 유명해진다. 사람은 유명해지면 교만이라는 불청객이 반드시 찾아오는 순간이 있다. 다윗왕의 인생에도 거인 골리앗을 이긴 그 장소 기브아 지역에서부터 다윗의 인기가 하늘을 올라간다. '교만은 멸망의 앞잡이'(잠 16:18)라고 성서는 말한다. 당신이 언젠가 유명케 되는 날이 온다면, 겸손하라.

다섯 번째 코스 '부요함'

코나 아이언맨으로 유명인이 되면 따라오는 것이 부요함이다. 그러나 그 부요함이 위기가 될 수도 있다. 인생에서 많은 것을 이루고 부요함을 얻게 될 때 넘어지는 경우를 본다. 다윗이 이스라엘의 왕으로서 통치하면서 부요해졌을 때, 그는 인생에서 가장 큰 죄를 범하게 된다. 인간은 항상 부요할 때, 가난했던 시절의 그 사랑과 감사를 잊지 말아야 한다.

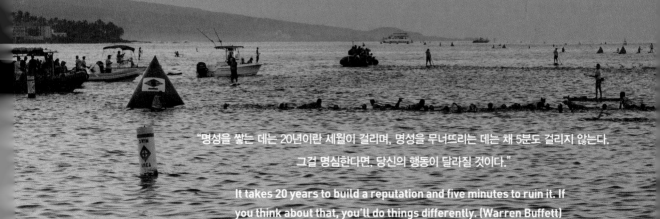

"명성을 쌓는 데는 20년이란 세월이 걸리며, 명성을 무너뜨리는 데는 채 5분도 걸리지 않는다. 그걸 명심한다면, 당신의 행동이 달라질 것이다."

It takes 20 years to build a reputation and five minutes to ruin it. If you think about that, you'll do things differently. (Warren Buffett)

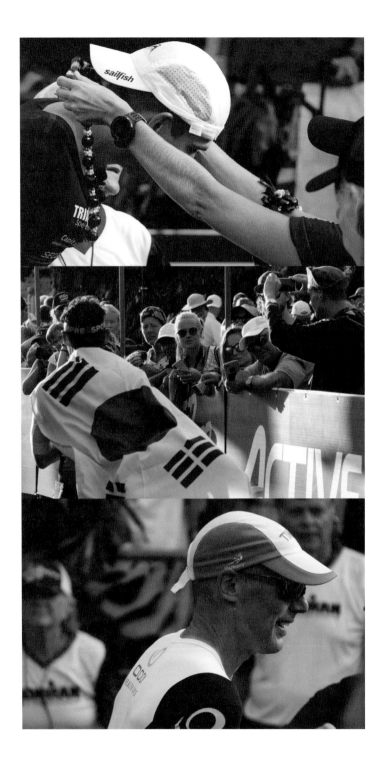

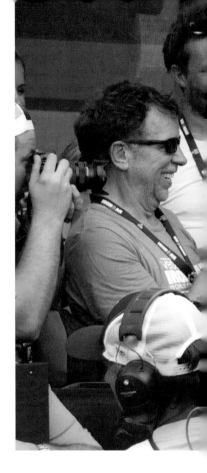

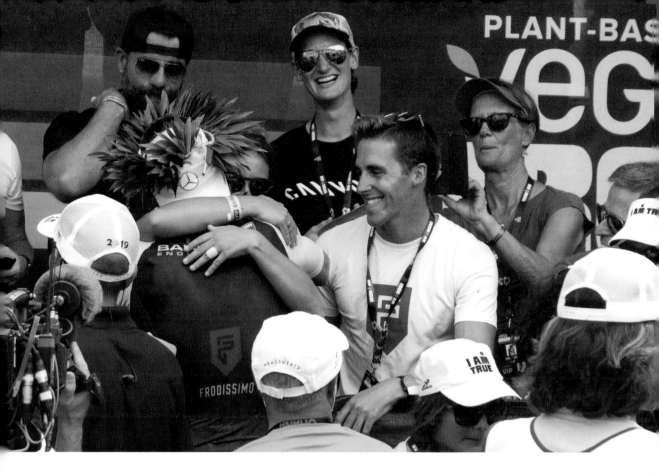

자신을 스스로 평가하라

내가 스스로 살아온 삶을 평가하지 않으면 누군가 나를 평가하게 될 것이다. 훌륭한 아이언 맨은 경기를 마친 후 자기 스스로에 대하여 세밀한 관찰과 정확히 평가하는 자질이 있어야 한다. 사람은 누구나 격려받기를 기뻐하지, 평가받는 것을 좋아하는 사람은 한 명도 없다. 그러나 평가의 과정이 없다면 더 나은 내일을 기대하기란 어렵다.

철저하게 자신을 스스로 평가하며 살아온 사람들만이 하와이 코나 아이언맨 월드 챔피언 십에 참여할 수 있다. 그들은 스스로 자신이 어떤 사람인지, 자신의 능력은 현재 어디까지 인지, 나의 약점은 무엇이며 보완해야 할 부분은 무엇인지 자기 자신에 대하여 스스로 평가 하며 살아온 사람들이다. 기억하길 바란다. 내가 스스로 평가하지 않으면 누군가 나를 평가 하게 될 것이라고…. 그리고 우리가 살아온 인생이라는 경주에 잘 완주했는지 말이다. 신은 나를 언젠가 평가하게 될 것임을 명심하고 매일매일 스스로를 평가하며 살아가길 바란다.

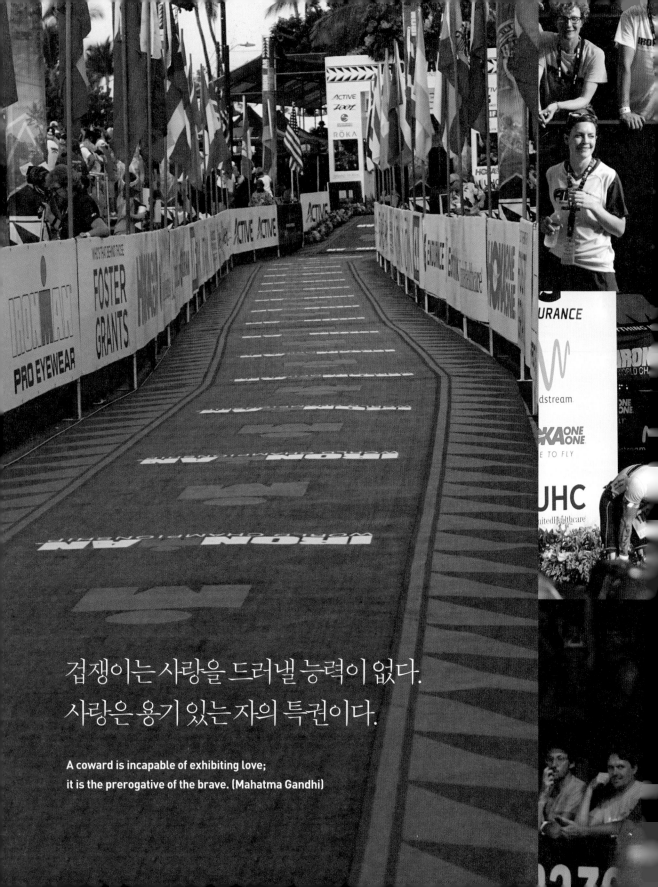

겁쟁이는 사랑을 드러낼 능력이 없다.
사랑은 용기 있는 자의 특권이다.

A coward is incapable of exhibiting love;
it is the prerogative of the brave. (Mahatma Gandhi)

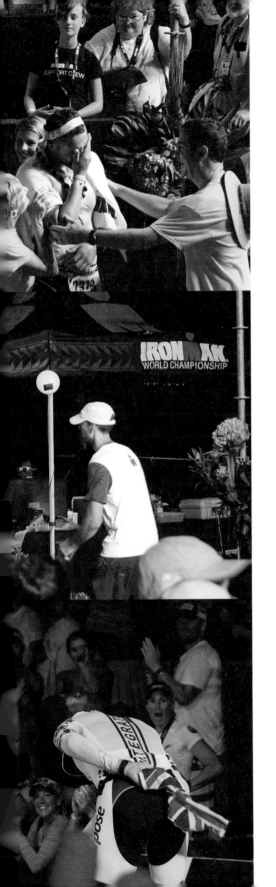

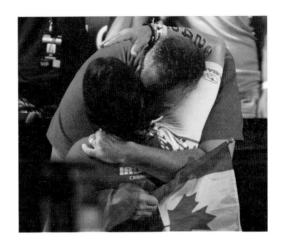

감사함과 고마움

레드 카펫과 코나 아이언맨

코나 아이언맨 피니시 라인에는 빨간 카펫이 깔려 있고 좌우 측으로 참가 선수의 나라 국기가 두 줄로 게양되어 있다. 개선문처럼 세워진 골인 지점에는 경기 시간을 알리는 시계가 '째깍째깍' 돌아가고 있다. 나는 참가한 한국 선수들에게 전해 줄 태극기를 준비하고 '퍼스트 처치' 앞에 대기하고 있다. 코나 아이언맨의 마지막 피니시 라인에 참가자의 가족들이 모두 모여 있다. 완주를 응원하는 그 얼굴에 감사함과 사랑함이 가득 찬 모습을 보다.

목이 빠지게 기다리는 어린이의 손을 잡고 골인 지점으로 뛰는 이도 있고, 골인 지점에서 완주하기를 간절히 기도하며 기다리던 사랑하는 아내나 연인을 만나면 깊은 포옹을 하는 이도 있다.

경주자에게 중요한 3가지

사랑하는 아들아!

코나에서 태어난 1살 된 한 아이의 돌잔치가 있었단다. 이제 인생이라는 출발선에서 스타트한 지 1년이 지난 '지온'의 생일잔치에 인생의 경주를 오래 달려 결승선까지 가까이 다가온 어르신도 계셨다. 나는 너희에게 인생이라는 경주를 함에 있어서 경주자에게 중요한 3가지를 전하면서, 너희가 인생을 경주함에 있어 아빠의 권고가 도움이 되길 바란다.

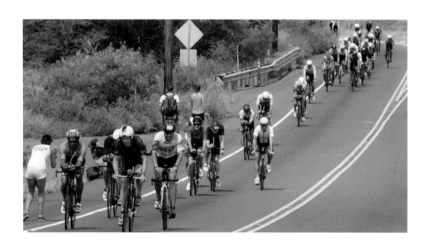

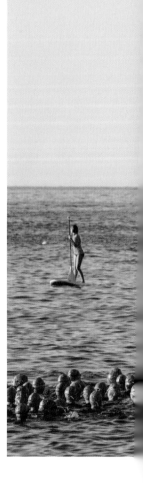

첫째, 경주자에게 중요한 것은 인내란다   아들아! 코나 아이언맨들은 수영 3.9㎞, 사이클 180.2㎞, 마라톤 42.195㎞의 긴 경기를 하는 것처럼 인생이라는 경기도 단거리 경기가 아닌 긴 장거리 경기와 같단다. 아들아! 경주자에게 가장 중요한 것은 '인내'란다. 경기 중에는 인내가 필요한 고통의 순간이 수없이 다가온단다. 그때 인내로써 인생이라는 소중한 경기를 완주하길 바란다.

둘째, 경주자에게 중요한 것 무거운 것을 벗어던지길 바란다   아들아! 코나 아이언맨 경기에 참가할 때 가벼운 복장으로 경기에 임하게 됨을 본다. 인생이라는 경기도 장거리 레이스를 함에 있어서 무엇인가 나를 얽매이게 하는 잘못된 습관이나 깨어진 관계나 죄가 있다면 벗어던지고 인생의 경주를 하길 바란다. 무거운 것을 짊어지고는 인생이라는 장기 레이스를 완주할 수 없단다. 코나 아이언맨처럼 무거운 것을 벗어던지길 바란다.

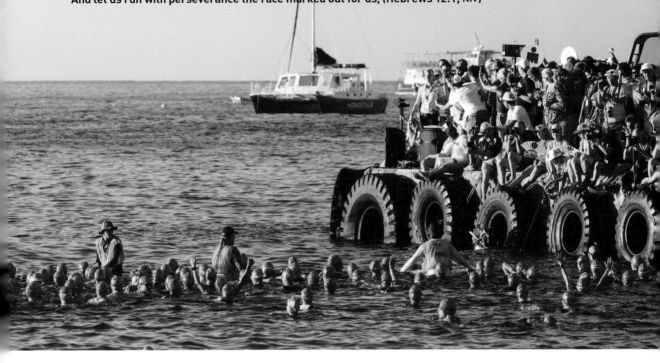

Therefore, since we are surrounded by such a great cloud of witnesses,
let us throw off everything that hinders and the sin that so easily entangles.
And let us run with perseverance the race marked out for us. (Hebrews 12:1; NIV)

셋째, 경주자에게 중요한 것은 결승선 바라보는 것이란다　　아들아! 코나 아이언맨은 결승선을 바라보고 달린단다. 헬라어로 '아포론테스'라는 단어가 있단다. 그 의미는 '무언가를 뚫어지게 보고 시선을 고정하라'는 의미란다. 아들아! 인생이라는 경주에서 네가 무엇을 바라보며 살고 있는지 아빠는 무척 궁금하단다. 네 생명의 근원되시는 창조주를 바라보고 인생을 경주하기를 바란다. 아들아! 경기를 하는 경주자로서 마지막 결승선을 바라보길 바란다.

아들아! 너희도 기억하지? 매년 10월이 오면 '하와이 코나 월드 챔피언십'에 아빠와 함께 자원봉사를 여러 번 했던 그 순간을…. 코나 아이언맨처럼 너의 쉽지 않은 인생의 경주이기에 약간의 긴장감을 가지고 화평함과 거룩함, 경건함으로 기쁘게 살아가는 인생이 되길 아빠는 바란단다. 사랑하고 축복해요!

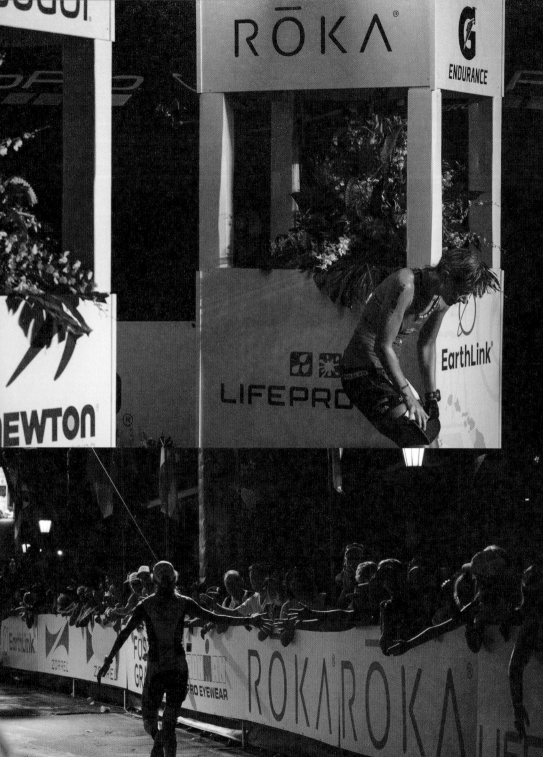

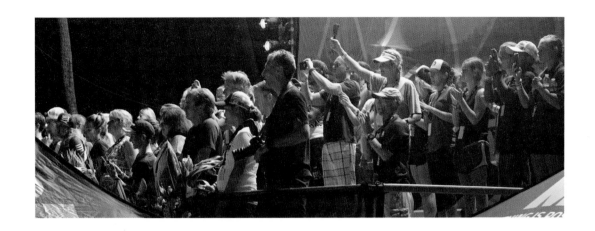

피니시 라인의 조명이 꺼지고

하와이 코나 월드 챔피언십의 피니시 라인의 조명이 꺼진다. 장내 아나운서가 이제 모든 경기 일정이 마무리되었다고 안내할 때, 어두움을 뚫고 결승점을 향해 들어오는 선수가 있다. 그 사람은 이 경기에 통과하지 못한 선수이다. 그런데 달려오는 선수를 바라보면서 사람들은 힘찬 격려의 박수를 보낸다. 그 박수의 의미는 '당신은 다시 도전할 수 있어!'라는 메시지이기도 하다. 영어 단어 중에 'fail'이라는 단어가 있다. '실패'라는 뜻의 이 단어를 학교나 사회에서 들으면 기분이 좋지는 않다. 대학 다닐 때 성적표 중에 낙제 점수를 받을 때 F에 사용되는 단어이다. 이 점수를 받으면 기분이 좋은가? '한 학기 낙제했어'라는 낙인이 찍히고 후배들과 다시 재수강을 들어야 하는데 말이다. 2001년 〈몬스터 주식회사〉에 이어 2013년에 개봉된 〈몬스터 대학교〉라는 영화가 있다. 마이크와 설리가 '몬스터 주식회사'의 입사의 꿈을 안고 100% 취업이 보장된 몬스터 대학교에 입학한다는 내용의 애니메이션이다. '댄 스캔론' 감독이 이 영화를 제작하는 데 재미난 에피소드가 있다. 4살 된 어떤 꼬마가 벤치에서 게임을 하고 있었다. 그런데 그 벤치에는 사업이 망하고 직장을 잃어 쫓겨난 사람들, 스스로를 실패한 어른들이라 일컫는 사람들과 함께 있었다. 한 어린이가 너무 재미있게 게임하는 표정을 보고 무슨 게임인가 자세히 들여다본다. 꼬마가 게임에서 지면 'fail'이라는 영어 단어가 마치 '너는 실패했어'라는 낙인찍힌 사인처럼 화면에 크게 뜬다. 그런데 그 꼬마는 'fail'이라는 단어가 뜨면 너무나 행복한 표정을 보였다. 그래서 '꼬마가 fail이라는 단어의 뜻을 몰라서 저렇게 웃고 있구나.'라고 생각했다. 그 꼬마에게 'fail'이라는 단어의 뜻이 뭐냐고 물으니, 꼬마는 "우리 아빠가 말씀하길 게임을 다시 하는 거래요."라고 말했다. 실패는 끝났다고 낙인찍히는 것이 아니라 다시 시작하는 것이라는 사실을…. 조명이 꺼진 가운데 달려오는 코나 아이언맨의 그 선수는 반드시 다시 시작해 언젠가 화려한 조명 아래 피니시 라인을 통과하리라 확신한다.

인생의 끝, 마침표

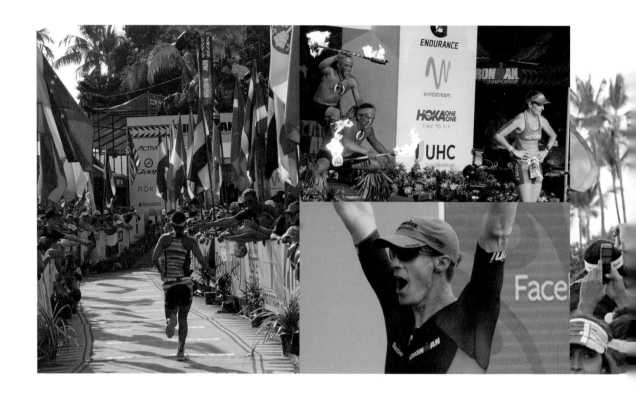

드디어 찾아온 마침표의 순간

시작이 있으면 끝이 있다. 마지막 피니시 라인을 향해 선수들이 힘겹게 들어온다. 그리고 자정이 되면 오늘 경기의 마침을 알리는 하와이안의 횃불 쇼가 펼쳐지면서 장내 아나운서는 오늘 경기가 종료되었음을 알리는 선언을 한다. 그리고 대단원의 마지막이 된다. 코나의 거리에는 밤늦은 시간까지 이 꿈의 무대에서 마침표를 찍은 선수와 가족들의 모습들이 보인다. 목에 걸린 아이언맨의 철인 메달이 자랑스러운지 온 가족이 함께 기념사진을 찍기도 하고, 드디어 오늘 엄청난 경기의 마침표를 찍었다는 그 감격과 기쁨

위험을 감수하지 않고 얻은 승리는
영예롭지 않은 승리이다

To win without risk is to triumph without glory. (Pierre Corneille)

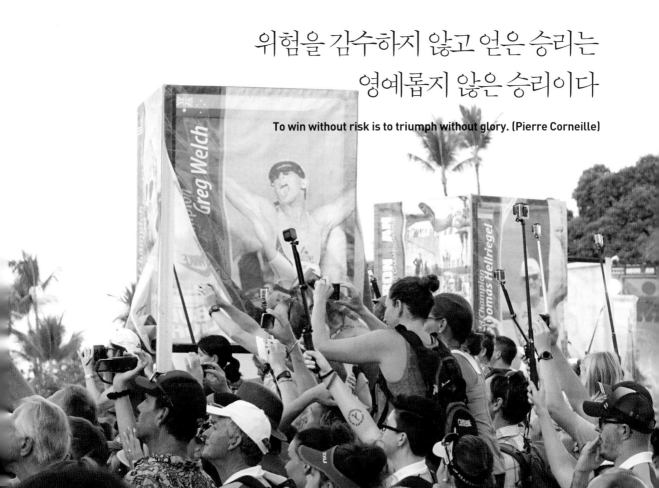

이 얼마나 큰지 바닥에 입을 맞춘다.

누구나 다 인생의 끝에서 마침표를 찍는 그 순간이 온다. 내 아버님도 그러셨고 어머님도 마침표를 찍으셨다. 최근에는 50대의 젊은 나이에 인생의 마침표를 찍으신 분도 계신다. 내가 아는 한 목사님은 호스피스 병동에서 인생의 마침표를 찍기 위해 마지막 레이스를 힘겹게 달려오고 계시다. 나에게도 언젠가 내 인생의 마침표를 찍을 시간이 올 것이다. 나의 친구도, 나의 사랑하는 두 형님도, 이집트에 있는 동생도 그리고 내 주변에 있는 사랑하는 가족 모두도 각자의 인생의 마침표를 찍는 그날에 무사히 완주하여 하와이 코나 월드 챔피언십에서 경주의 마침표를 찍은 선수들 같은 기쁨과 감격으로 충만하기를 축복해 본다.

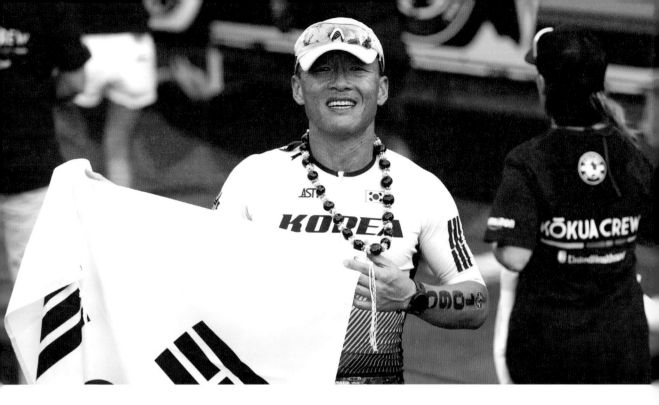

완주하게 된 나 자신에게 감사하며

드디어 2018 아이언맨 하와이 코나 월드 챔피언십 출전의 날이 다가오고 있다. 울산 태화교 정류장에서 공항 리무진 버스로 김해공항으로 출발한다. 김해공항 수속을 마치고 나리타에 도착, 공항에서 5시간 대기한다. 그리고 약 9시간 비행 후 오전 10시 10분, 코나 아이언맨 월드 챔피언십이 열리는 하와이 코나 공항에 무사히 도착하면서 코나에서의 일정이 시작된다. 오후 12시 조금 넘어 숙소에 도착한 후 선수 등록을 마치면 출구가 엑스포장으로 바로 연결되어 있다. ROCA에서 제작한 스킨 슈트도 하와이 40주년 로고가 있는 것은 80달러 정도 비싸지만 샀다. 그래도 나에게 주는 선물이라.

도착 후 첫날 수영·사이클·마라톤 코스 답사를 마치고 오후에 김교문 목사님과 한인 교포가 운영하는 코나 헤이븐 카페에서 한국 선수단 전체에 하와이 꽃 레이를 걸어 주시고 환영 미팅을 하며 처음 온 선수들에게 코나를 잠시 소개해 준다. 그리고 카브로딩 파티 후 일과를 마친다.

경기 당일 13일 토요일 새벽 4시에 기상, 5시 숙소에서 출발한다. 체크인 손목 띠 배번 확인 후 입장, 자원 봉사자가 양옆으로 줄을 서서 팔에 배번호 스티커 붙일 곳을 알코올 묻은 천으로 닦아 준다. 자원 봉사자 안내에 따라 가면 체중계로 체중을 측정하고 프리 스위밍백을 맡길 곳이 있고, 그 옆에 바세린 발라 주는 곳과 선블럭을 발라 주는 곳이 있다. 자원 봉사자들의 섬김과 친절에 나는 감동받는다.

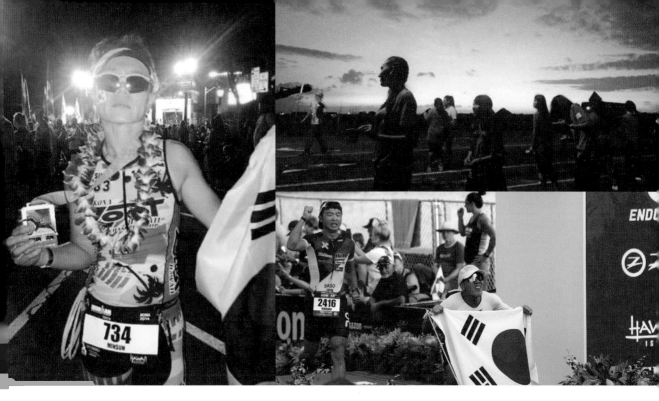

이제 잠시 후면 남자 프로 출발 시간이다. 남자 프로는 오전 6시 35분에, 여자 프로는 6시 50분에, 동호인 남자는 7시 05분에, 동호인 여자는 7시 10분에 출발한다. 수영 출구가 참가 인원에 비해 좁은 편이라 프리 스위밍백 맡기는 곳에서 이동하는 선수와 바꿈터에서 이동하는 선수들은 조금 더 일찍 수영 스타트 지점으로 이동하면 좋을 듯하다. 이번엔 부표 하나하나 목표점을 두고 수영했다. 반환점 지점에서는 배 2척을 돌아서 와야 한다. 어떤 선수들은 돌고래와 수영하고 바다거북도 봤다는데, 난 물고기만 실컷 본 것 같다.

바이크백을 찾아서 탈의실로 이동한다. 시원한 냉풍이 나오는 선풍기 옆에서 바이크 용품들 착용하기, 미리 넣어 두었던 마른 수건으로 몸에 묻은 물기 닦기, 그다음으로 상의 경기복 입기. 혼자서 제대로 입어지질 않는다. 자원 봉사자에게 도움을 요청해 쉽게 경기복을 착용했다. 양말 신기, 다이얼 달린 크로노 슈즈 신기, 헬멧 착용, 보급품 경기복 뒷주머니에 넣기, 바이크백은 자원 봉사자에게 주고 내 사이클 위치로 동선을 따라 달리며 사이클 장갑 착용하기, 사이클 슈즈 신고 100미터 이상 뛰었다 사이클 출발… 초반부터 무리하지 말자고 욕심 부리지 말자고 스스로 계속 주문을 걸었다.

카일루아 코나 해안가를 한 번 돌아서 '하위' 반환점으로 1회 갔다 오는 코스. 심박 150개를 넘기지 않도록 조절하면서 카일루아 코나 해안가를 지나면서부터는 그늘 한 점 없고 강렬한 태양만이 비추는 곧게 뻗은 직선 주로에서 나 자신과 싸워야 하는 구간이다. 공항을 지나면서부터는 한 명씩 끊임없이 추월하다가도 앞에 있던 선수도 추월하기 위해 추월 공간으로 나오면 블로킹으로 그 선수가 주행차선에 들어갈 때까지

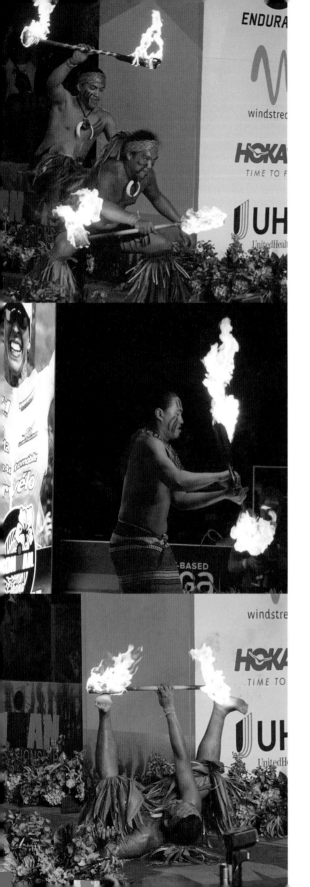

거리를 두고 가야 하는 상황들의 연속이다. 이런 상황에서 여러 명의 선수들이 뭉쳐 있으면 여지없이 오토바이를 탄 심판이 옆에 따라붙는다. 10여 명의 선수들이 단체로 페널티 박스에 잡혀 있는 모습도 보인다. 사이클 주로 보급소는 약 25㎞마다 설치되어 있고 보급소 길이만 100m 이상 늘어져 있어서 선수가 많아도 스피드를 조금 줄이니, 물과 젤을 받을 수 있다.

카일루아 해안가를 지나고 공항을 지나면서 바람이란 지명의 '와이콜로아'를 지나 '하위'의 긴 오르막에서도 여전히 바람은 약하다. 하위 긴 오르막에서부터는 앞뒤 선수들의 간격이 꽤 벌어지는 것 같다. 이제 하위 반환점을 돌고부터는 약간 뒤에서 불어 주는 측바람이라 후반부에 사이클 속도 내기가 한결 수월해진다. 반환점 돌아오는 길에 이규선, 조정현, 조영석, 김백운, 배미경, 김남인, 김영선, 김병두, 서정이, 임석민 철인은 파이팅을 외쳐 준다.

사이클 도착 지점에서 하차하면 자원 봉사자 1명씩 선수들의 바이크를 받아 준다. 이제 마지막 마라톤 코스 시작이다. 출발부터 카일루아 코나 해안가 반환점까지는 갤러리가 많아서 오버하기 좋은 곳이기도 하다. 손목시계로 심박과 페이스를 수시로 확인하면서 달렸다. 이번 경기복은 아스티 인터내셔널에서 협찬해 준 것으로, 옷 전체에 태극 문양과 가슴 앞쪽과 등 쪽에 'KOREA'가 크게 적혀 있어서 국적을 떠나 많은 이들의 응원을 받았다. 해안가 달리기 코스는 걷고 싶어도 걸을 수 없을 정도로 양쪽을 다 메운 많은 갤러리들과 응원 소리에 힘이 절로 나는 곳이기도 하다.

달리기 15㎞ 지점을 지나니 이제 걷기 시작하는 선수들이 한 명씩 보이기 시작한다. 하지만 대부분 꾸준하게 달리고 있다. 남자 프로 선수들 중간에 여자 프로 '다니엘라 리프' 선수의 달리는 모습도 직접 볼 수 있어 감동이었다. 20㎞ 지나니 힘들어지기 시작한다. 이제는 조금만 정신줄을 놓으면 걸어야 할 판이다. 40주년 달리기 코스는 이전과 다르게 카일루아 코나 해안가 코스를 줄이고 공항 주위 코스를 길게 하면서 더 긴 오르막과 강렬한 햇빛을 견뎌야 한다. 아직 18㎞ 정도를 더 달려야 하지만, 이제 돌아가기만

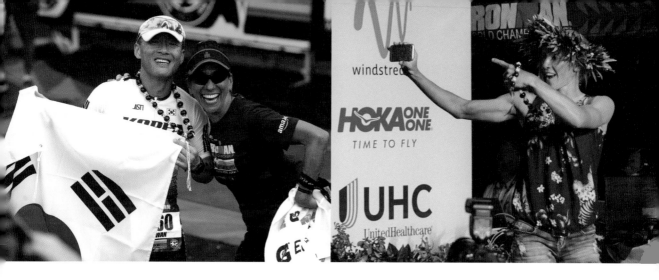

하면 된다. 오르막과 내리막의 중간에서는 얼음물에 얇은 수건을 적셔서 선수들에게 전달하고 있다. 난 시원한 물만 머리와 몸에 적시고 반환통에 던져 넣었다. 자원 봉사하는 아이들과 학생이 자기가 준비한 보급품을 받을 때마다 너무 좋아한다. 나도 덩달아 기분이 좋아지는 것 같다. 페이스가 많이 떨어져도 걷지 않고 뛸 수 있음에 감사하며, 이제 3㎞만 가면 된다. 골인점을 통과할 모습을 상상하며 마지막 힘을 내어 본다.

하와이 최초의 교회 앞에서 기다리고 있던 한인교포와 김교문 목사님이 준비한 태극기를 받아서 골인점으로! 내 앞의 선수는 빨리 들어가지 않고, 내 뒤에는 선수가 따라오고 있다. 서로 골인점 세리머니를 위해 뒷 선수한테 손짓으로 속도 좀 늦추라는 신호를 계속 보냈다. 뒤의 선수는 내 제스처를 알아차렸는지 나와 거리를 두는 것 같았다. 달리기 42.2㎞ 3시간 48분 31초, 총기록 10시간 17분 13초. 목사님이 건네준 태극기를 들고 결승점에 골인! 나중에 골인 영상을 보니 내 뒤로 줄줄이 선수들이 골인하고 있었다. 골인 후 한국 선수 미디어로 함께한 신현두 씨를 보고 포즈를 취하고, 내 담당을 맡은 자원 봉사자와도 함께 사진을 찍었다. 골인 직후 자원 봉사자가 선수 1명당 1명 또는 2명의 자원 봉사자가 부축 및 안내 역할을 한다. 골인하는 선수 상태가 양호하면 1명, 부축해야 할 정도이면 2명이 도와준다. 자원 봉사자는 골인점을 지나 리커버리 존으로 가는 길에 뭐가 필요한지 물어보고 출구까지 배웅해서 마사지존, 메달 받는 곳, 스트리트 기어백 찾는 곳 등을 아주 친절하게 안내해 준다.

그리고 순간 지나온 시간들이 스쳐 지나간다. 2018년 하와이 코나 월드 챔피언십 대회 여정에 도움을 주신 울산철인클럽 회원님 한 분 한 분들, 퍼포머 바이크/아스티 인터내셔널 대표님에게도 감사를 드려 본다. 무엇보다 가장 감사한 것은 사랑하는 아내와 가족이다. 그리고 이번 경기를 준비하면서 완주하게 된 나 자신 스스로에게 감사, 감사할 뿐이다. (오일환 선수)

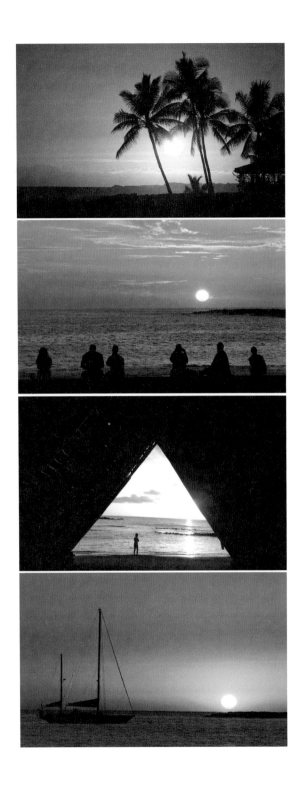

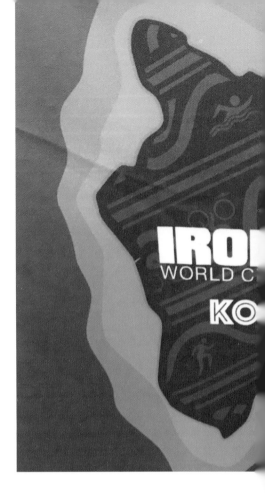

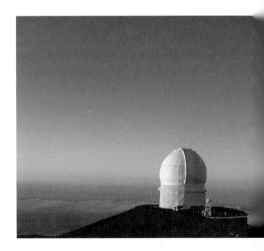

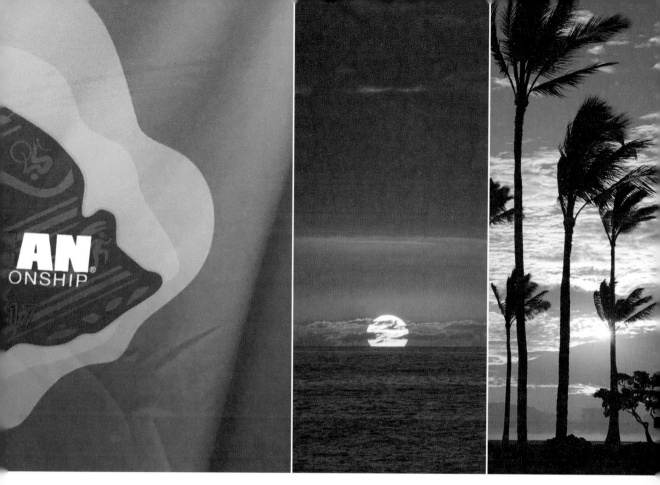

A friend loves at all times, and a brother is born for adversity. (Proverbs 17:17; NIV)

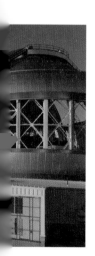

아이언맨과 코나 선셋

코나는 아이언맨들은 피니시 라인에 아름답게 서기 위해 사는 사람들이다. 하와이 코나는 날마다 태양의 아름다운 피니시 라인에 서 있는 것을 볼 수 있는 장소이다. 태양은 창조주의 창조 원리에 따라 동에서 시작하여 서에서 아름답게 마무리하듯이 아이언맨들도 그의 인생을 아름답게 살다 모두 마지막 피니시 라인에 멋있게 서고 싶은 사람들이다.

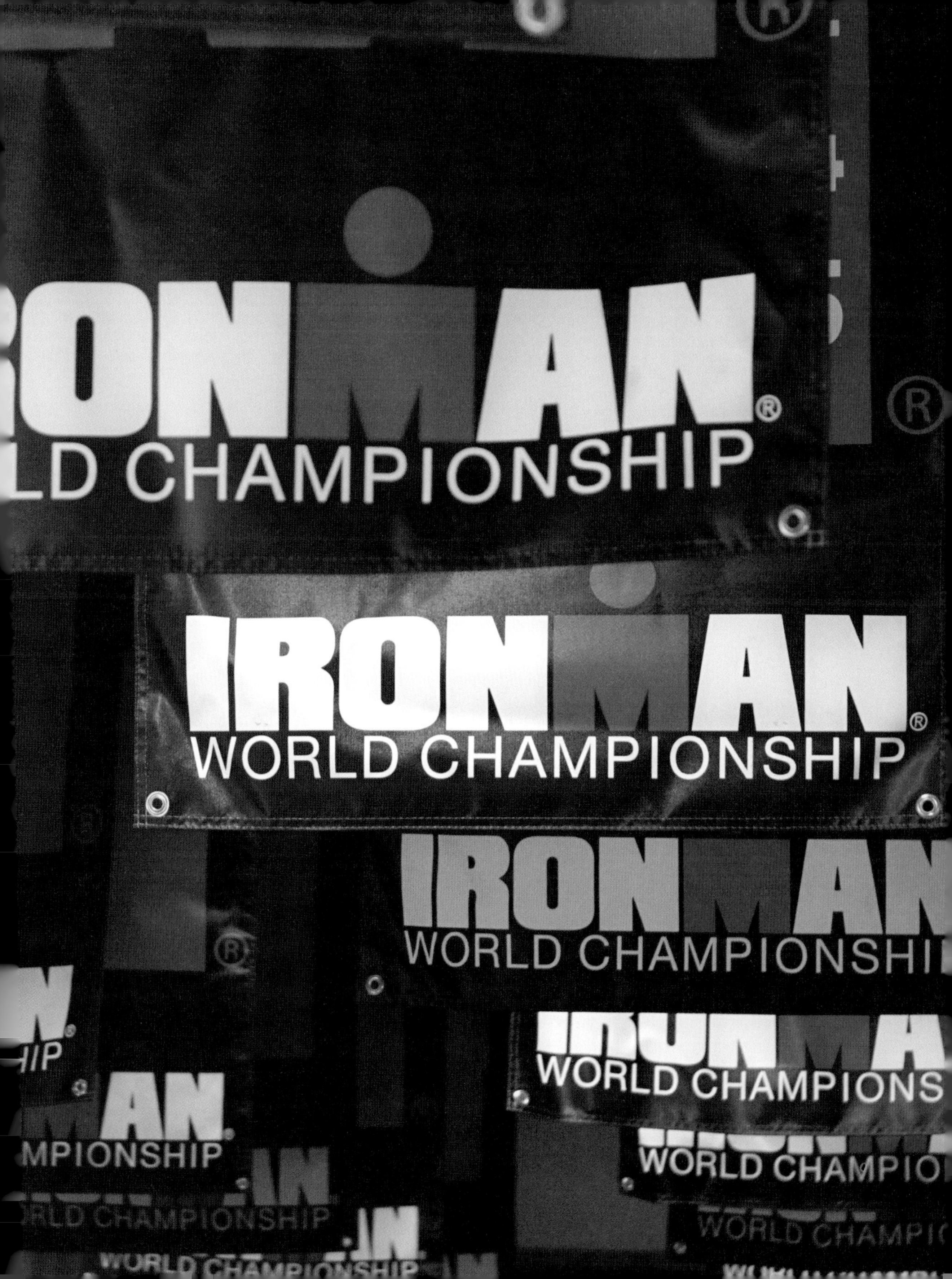
IRONMAN®
WORLD CHAMPIONSHIP
IRONMAN®
WORLD CHAMPIONSHIP
IRONMAN
WORLD CHAMPIONSHIP

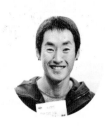

오영환 프로가 말하는
하와이 코나 월드 챔피언십 경기 코스에서
유념해야 할 사항

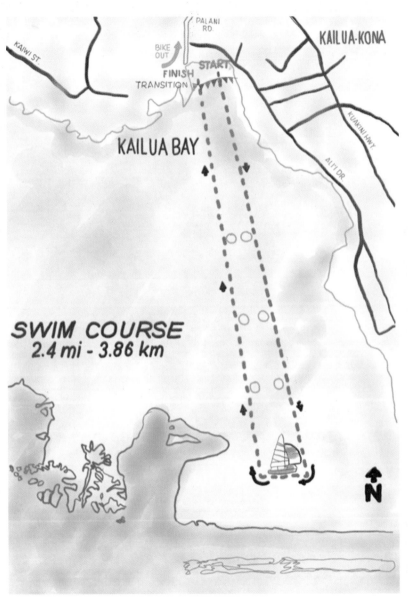

1. 웨트슈트

하와이 월드 챔피언십에서는 웨트슈트가 허용되지 않는다. 그래서 스킨 슈트라고 불리는 얇은 수영복을 시합복 위에 입으시면 좋고, 아니라면 수영복을 입거나 시합복만 입은 채로 시합에 참가하셔야 한다. 시합 전 엑스포에서 구입하시는 것도 좋지만, 이 점을 반드시 숙지하고 오시는 것이 좋다. 비용이 꽤 비싸기 때문에 상황에 맞게 결정하시면 된다.

2. 하와이 바다 생물

물이 워낙 깨끗하다 보니 바다거북, 돌고래 등 여러 동물들과 마주할 수 있는 진귀한 경험을 하실 수 있다. 그렇지만 눈으로 보기만 하시고 가까이 가서 만지거나 하는 행동은 삼가야 한다. 아름다운 자연을 지켜 주시길 바란다.

3. 몸싸움

워낙 수영을 잘하는 사람들이 모인 시합인 만큼 선두권을 위한 자리 잡기도 치열하다. 본인의 페이스를 잃지 않도록 하고 혹시나 몸싸움에 당황할 것 같다면 자리를 가장자리로 잡고 나가는 것도 방법이 될 수 있다.

4. 수모·수경

수모는 대회에서 지급되는 색상의 본인 수모를 반드시 착용하셔야 한다. 수경은 오픈 수영인 만큼 그날의 날씨에 따라 영향을 받을 수 있으므로 미러와 노미러, 두 가지 타입을 미리 준비해 두신 후 그날의 날씨에 맞게 선택하시는 것이 좋다.

5. 시합 전 준비

첫 종목이 수영인 만큼 시합 당일 새벽 수영 워밍업 전에 미리 시합을 위해 사이클에 바람을 넣고 그날 먹을 젤 등의 본인 도시락을 사이클에 미리 거치하는 것이 좋다. 종목이 3종목인 만큼 필요한 물품이 제대로 있는지 확인해 주셔야 하며 그 후에 워밍업과 함께 수온 체크를 한 후 입수를 하셔야 한다.

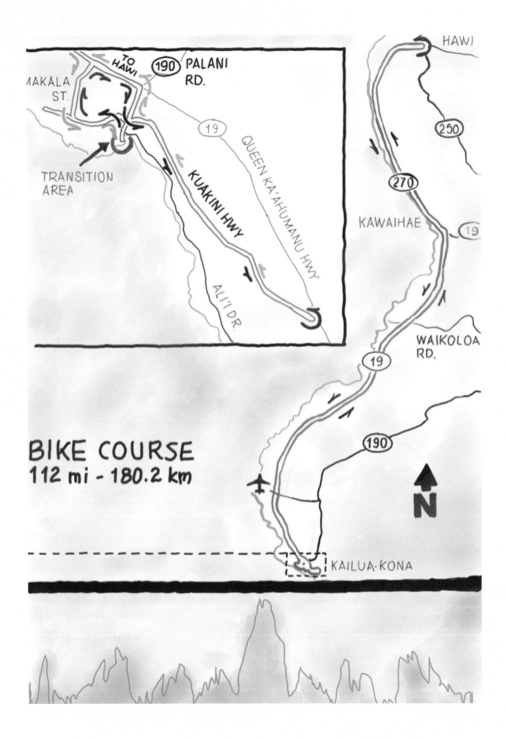

BIKE COURSE
112 mi - 180.2 km

사이클 코스

1. 코스 답사

사이클 시합 전 코스 답사는 필수이다. 안전뿐만 아니라 본인의 기록에도 직접적인 영향을 주기 때문이다. 되도록이면 시합 3~4일 전에는 미리 도착하여 시차 적응과 함께 코스 답사를 하시길 권한다.

2. 하와이 날씨

주로의 뜨거운 태양과 함께 바람도 만만치 않은 경우가 많기 때문에 날씨에 대한 적응 훈련을 미리 하고 와 주시면 더 좋다. 특히 더운 날씨에서의 훈련을 해 주신다면 더 좋다.

3. 고글 및 헬멧

강한 햇빛을 막기 위한 고글이 필요하며 다양한 종류가 있으니 본인에게 맞는 제품을 선택해서 준비해 두라. 헬멧은 더운 날씨라 다 막혀 있는 것보다는 구멍이 있는 헬멧을 저는 더 선호하는데, 이 또한 본인에게 맞춰서 준비하는 것이 좋다.

4. 사이클 장비 점검

비행기를 타고 이동해야 하는데, 이때 뜻하지 않게 사이클에 이상이 생기는 경우가 있다. 미리 도착해서 시합장 옆 엑스포에서 구입 및 수리가 가능하니 당황하지 말라. 시합 때 빌리는 것도 가능한 매장들이 있으니 다양한 변수에 미리 마음의 준비를 하고 가시는 것이 좋다.

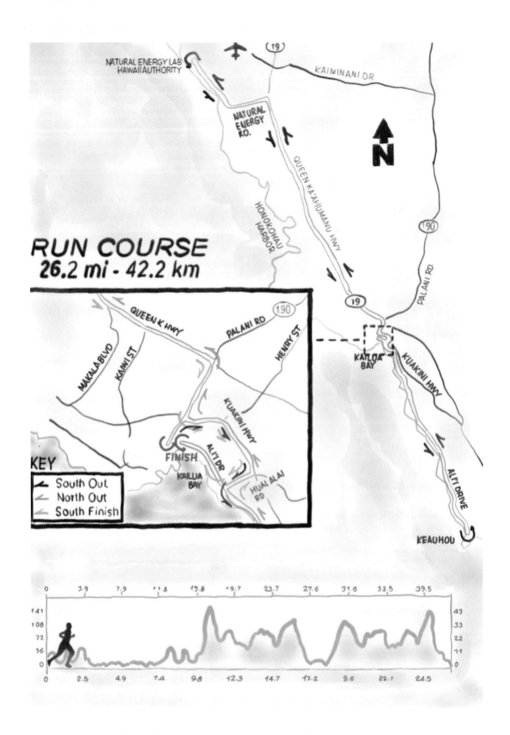

1. 뜨거운 날씨

하와이의 날씨는 강렬한 햇빛에 바닷바람이 부는 날씨로 특히 아이언맨 코스는 런을 시작할 때쯤이면 더운 날씨와 직면하게 된다. 특히 물이 신발에 바로 닿으면 발에 물집이 생길 수도 있으니 날씨가 덥더라도 물을 바로 몸에 끼얹는 행동은 주의하셔야 한다. 꼭 한국의 더운 날씨에서의 시합이나 훈련을 통해 미리 연습해 보고 가시길 추천한다.

2. 선글라스, 모자

뜨거운 햇빛으로 인한 열사병이나 일사병에 대비해 모자를 쓰는 것을 권한다. 특히 머리 정수리 쪽에 직접 햇빛이 닿지 않는 것이 좋은데, 그래도 캡 모자가 답답하신 분들은 선캡이라도 쓰시는 것이 좋다. 모자는 스포츠용으로 가벼운 재질이 좋다. 선글라스 또한 가벼우면서도 착용감이 좋은 제품을 사전 점검을 통해 준비하시는 것이 좋다.

3. 보급

하와이 월드 챔피언십에서는 별들의 전쟁이라는 닉네임답게 수많은 자원 봉사자분들과 스탭분들이 많다. 구간도 1마일, 약 1.6㎞ 정도의 거리에 보급소가 있으니 본인에게 맞는 젤이나 바나나, 물, 콜라, 이온음료 등을 섭취해 주면 된다. 물론 본인이 반드시 챙겨야 하는 본인만의 시합용 식제품을 챙기는 것이 좋다.

4. 코스

하와이 주로에서는 많은 갤러리들이 나와서 응원을 해 준다. 더운 날씨에 그분들의 응원 덕분에 힘이 나는데, 오버페이스 하지 않도록 체력 안배를 하는 것이 중요하다.

5. 페이스 조절

철인3종을 하는 분들이라면 모두에게 꿈의 무대인 곳이기에 참가에 앞서 긴장과 설렘이 가득할 수밖에 없다. 기록을 내고 싶은 욕심과 긴장감이 뒤섞여 오버페이스로 연결된다면 완주를 못 하거나 평소보다도 더 좋지 않은 기록으로 완주할 가능성도 있다. 본인의 훈련과 시합 경험을 잘 상기하고 페이스를 평상시처럼 조절하시는 것이 중요하다.

조가온 프로가 말하는
하와이 코나 월드 챔피언십 경기에
참가하기 전 준비 사항

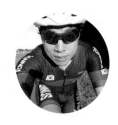

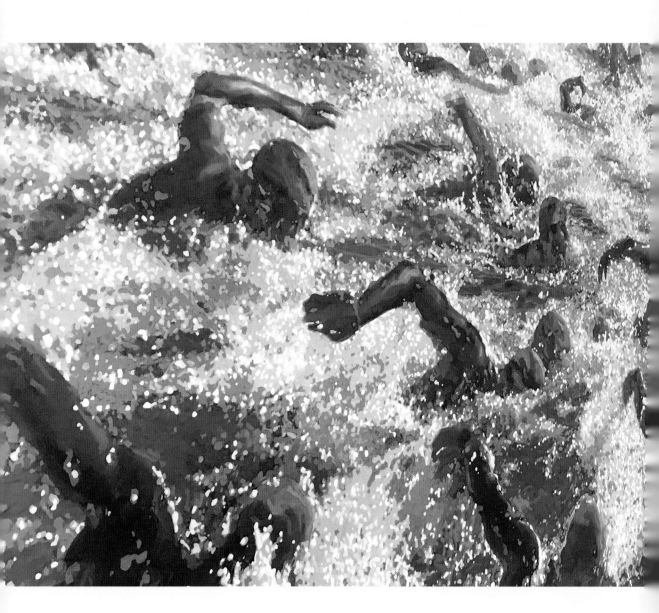

1. 도착은 최소 4일 전에

최소 대회 4일 전에는 현지에 도착하여 대회 주간 수요일에 있는 퍼레이드행사부터 언더팬츠런 등 다양한 행사에 참여한다. 여유로운 일정과 여유 있는 마음이 필수다.

2. 코스 숙지

하루 일정은 렌트카를 이용하여 알리드라이브와 퀸카우마누 하이웨이로 이어지는 대회 코스를 답사한다. 하와이의 느긋한 시간 속에 여유를 만끽하며 사이클 반환점인 하위 마을의 카페에서 차 한잔한다.

3. 바다 수영

한국에서는 깊은 바다를 보면서 수영할 기회가 거의 없기에 해저면까지 다 보이는 카일루아코나의 투명한 바다를 접하면 순간 현기증을 느낄 수 있으니 시간이 나는 대로 짬짬이 코나 앞바다에 물놀이를 하며 적응한다. 수영을 하다 바다거북을 만난다면 행운.

4. 오버트레이닝은 경계

대회를 앞두고 대회장에는 항상 몸풀기를 하는 선수들로 붐빈다. 쉴 새 없는 선수들의 역동적인 모습에 자극받아 자신도 모르게 과한 몸풀기를 하면서 회복을 놓칠 수 있으니 경계한다. 쉬고 있는 자신의 모습에 조급해하지 말고 차라리 알리드라이브에 있는 카페에서 선수들의 모습을 감상하며 여유를 즐기는 것이 훨씬 더 이득이다.

5. 아이언맨 상점을 찾아 득템

하와이 빅아일랜드 코나는 철인3종경기의 성지인 만큼 알리드라이브 거리엔 아이언맨 전문 샵들이 보인다. 운이 좋으면 철 지난 기능성 운동복을 득템할 수 있는 찬스다. 아이언맨이라고 하면 꿈뻑 죽는 지인들의 선물용으로 안성맞춤이니 알리드라이브 거리 구석구석을 누비자.

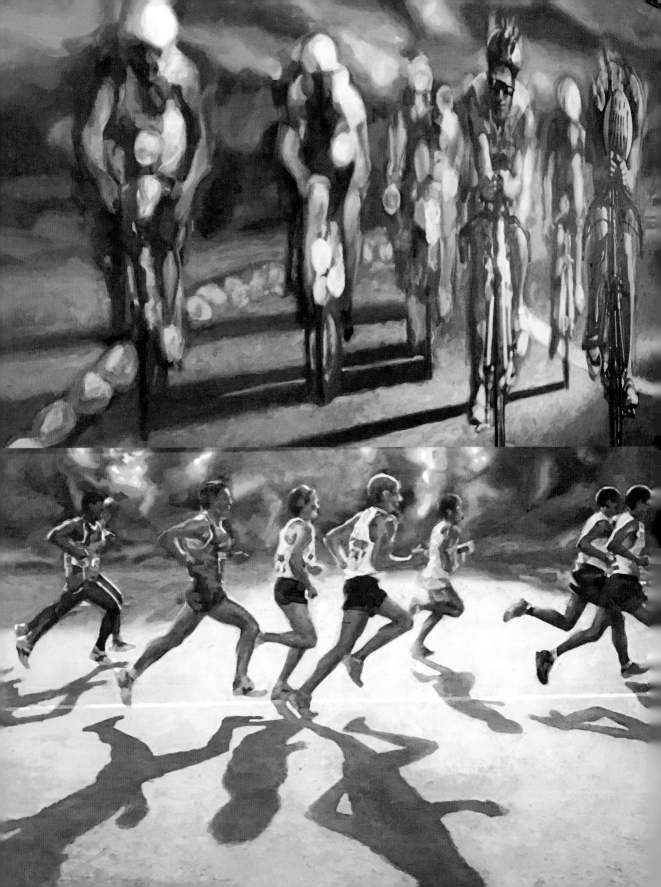

6. 무리한 기록 단축을 위한 레이스는 금물

세계 철인들의 로망인 코나 대회에 참가하는 것만으로 이미 꿈은 다 이룬 것이다. 경기 내적으로보다 외적으로 얻어 갈 게 많은 것이 코나이기 때문에 무리한 기록 단축을 시도하다 오히려 더 중요한 것들을 놓칠 수 있으니 항상 평정심을 잃지 말고 레이스에 임하자.

7. 귀국은 최소 이틀 후에

철인들에게 하와이 코나라고 하면 철인3종경기의 도시라고만 기억하는 게 일반적인데, 그 이상으로 자연의 신비가 살아 숨 쉬는 곳이다. 경기가 끝나면 일상에 빨리 복귀하는 마음이 앞서겠지만 하루 이틀 정도의 시간을 좀 확보할 수 있다면 볼케이노 화산국립공원, 마우나케아 천문대, 절경의 사우스포인트를 꼭 방문해 보길 바란다. 코나가 그간 알아 오던 철인3종의 코나가 아닐 수도 있다.

8. 마음의 평안을 위해

코나한인교회의 김교문 목사님을 만나 알리드라이브에 위치한 코나커피 카페에서 코나커피 한 잔만 나눠도 대회를 위한 모든 마음적 준비는 완료된다. 코나를 다녀간 한국 철인들을 모르는 사람이 없을 정도로 그리고 왕성한 SNS 활동으로 한국 철인들에게 너무나 친근한 그이기에 가족처럼 반겨 맞이해 주실 것이다. 그를 만난 이상 코나는 마치 부모님의 섬인 것처럼 가슴 벅찰 것이다.

9. 경기 다음 날 오전은 서두르자

경기 다음 날이면 엑스포 부스에 나온 많은 업체들이 파격 세일을 진행하니 몸이 좀 무거워도 아침 산책 겸 나와 본다면 절호의 득템 찬스를 얻을 수 있다.

10. 다음을 계획해 보라

일생에서 하와이 빅아일랜드 코나를 방문한 건 일생일대의 행운이다. 그 도시만의 시간적 흐름과 여유가 있다. 집으로 돌아가 하와이 코나 월드 챔피언십을 경험하면서 진정 얻은 것이 무엇인지 깊은 성찰을 해 볼 필요가 있다. 그곳이 정말 월드 챔피언십 슬롯을 딴 이들에게만 허락되는 공간이 아니라면 다음을 계획해 볼 충분한 가치가 있을 것이다.

하와이 코나 월드 챔피언십 역대 한국 선수 참가자

지난 30년간 코나 아이언맨 대회에 103명의 한국 선수들이 참가했다. 그들이 이곳 '코나'까지 오기에는 얼마나 많은 자기와의 싸움과 노력이 있었겠는가? 한 분 한 분에게 격려의 박수를 보낸다.

* **1991년도(10/19/91) 총 참가자: 3명**
  곽경호(남, 710) 김주성(남, 655) 우이섭(남, 1296)

* **1992년도(10/10/92) 총 참가자: 2명**
  곽경호(남, 759) 임석환(남, 723)

* **1993년도(10/30/93) 총 참가자: 1명**
  주정규(남, 445)

* **1994년도(10/15/94) 총 참가자: 3명**
  곽경호(남, 820) 오중환(남, 1063) 구정미(여, 1226)

* **1995년도(10/07/95) 총 참가자: 5명**
  여찬재(남, 483) 주정규(626) 이영균(남, 1075) 윤한섭(남, 1308) 강석철(남, ?)

* **1996년도(10/26/96) 총 참가자: 3명**
  양순식(남, 487) 이상규(남, 715) 주정규(남, 786)

* **1997년도(10/18/97) 총 참가자: 5명**
  여창재(남, 521) 주정규(남, 905) 강종규(남, 1360) 강동석(남, ?) 이현수(남, ?)

* **1998년도(10/03/98) 총 참가자: 4명**
  주정규(남, 850) 한기식(남, 1231) 강승규(남, 1369) 강동석(남, ?)

* **1999년도(10/23/99) 총 참가자: 6명**
  송정우(남, 379) 배병학(남, 1495) 김옥자(여, 888) 안경훈(남, 1514) 채수원(남, 1336) 강승규(남, 915)

* **2000년도(10/14/00) 총 참가자: 7명**
  김형남(남, 750) 주정규(남, 1012) 김정숙(여A, 1079) 이덕봉(남, 1258) 오상미(여, 1311) 강동석(남, 1331) 양민석(남, ?)

* **2001년도(10/06/01) 총 참가자: 8명**
  장상근(남, 703) 민갑호(남, 843) 이덕봉(남, 891) 주정규(남, 1057) 오상미(여, 1076) 강동석(남, 1236) 김하련(여, 1320) 김남형(남, 1000)

* **2002년도(10/19/02) 총 참가자: 6명**
  박병훈(남, 1208) 박준규(남, 1209) 백호산(남, 337) 조정현(남, 486) 이명순(여, 980) 변주현(남, 867)

* **2003년도(10/18/03) 총 참가자: 3명**
  문영용(남, 842) 박준규(남, 622) 이종철(남, ?)

* **2004년도(10/16/04) 총 참가자: 8명**
  피영식(남, 1432) 문영용(남, 715) 김재화(남, 861) 정영래(남, 1053) 정대희(남, 493) 이영숙(여B, 931) 이성희(여, 1281) 유희란(여, 650)

* **2005년도(10/15/05) 총 참가자: 2명**
  문영용(남, 682) 송강섭(남, 1327)

* **2006년도(10/21/06) 총 참가자: 10명**

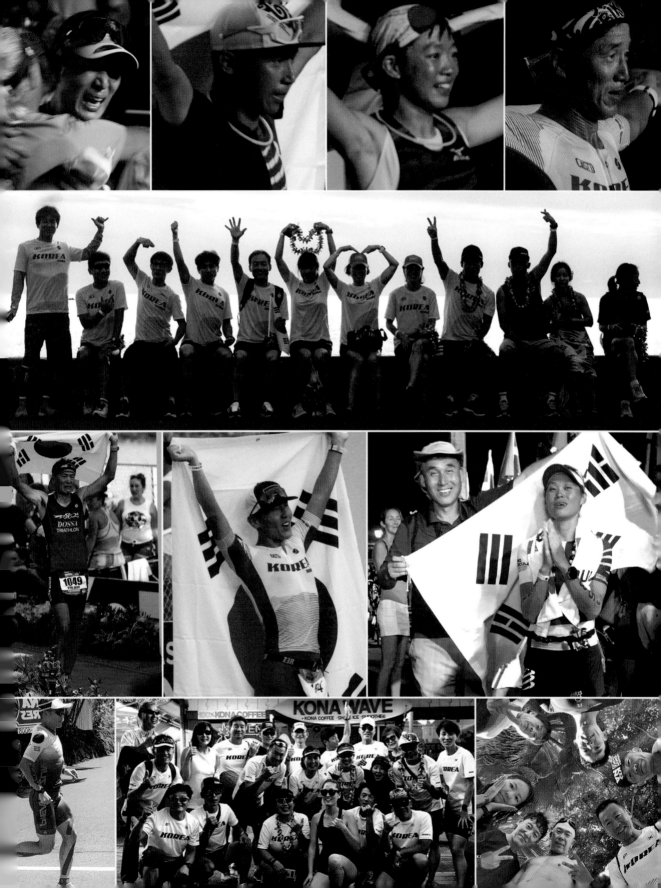

이지영(남, 1393) 강명호(남, 784) 임정수(남, 581) 조규관(남, 548) 길광수(남, 779) 박동인(남, 587) 황명배(남, 400)
홍순영(남, 1096) 강현미(여, 1716) 김홍규(남, 191)

* 2007년도(10/13/07) 총 참가자: 9명

조가온(남, 1809) 문영용(남, 590) 박민석(남, 1157) 한순규(남, 1206) 조정현(남, 687) 조병직(남, 365) 김용희(남, 287)
김병진(남, 686) 이성희(여, 1040)

* 2008년도(10/11/08) 총 참가자: 1명

김형남(남, 1238)

* 2009년도(10/10/09) 총 참가자: 2명

박병훈(남, 59) 김종운(남, 768)

* 2010년도(10/09/10) 총 참가자: 9명

오영환(남, 1660) 박성진(남, 1414) 윤승일(남, 1210) 김종운(남, 702) 송강섭(남, 881) 박경용(남, 772) 박동인(남, 503)
한승연(여, 1142) 조용문(남, 434)

* 2011년도(10/08/11) 총 참가자: 9명

오영환(남, 1609) 손유성(남, 584) 최광수(남, 1194) 오일환(남, 999) 송강섭(남, 744) 박동인(남, 1969) 배미경(여, 784)
한승현(여, 1109) 유희란(여, ?)

* 2012년도(10/13/12) 총 참가자: 1명

임석민(남, 218)

* 2013년도 총 참가자: 0명

* 2014년도(10/11/14) 총 참가자: 5명

고병기(남, 1226) 김종운(남, 614) 김민선(여, 734) 유희란(여, 498) 김병두(남, 223)

* 2015년도(10/10/15) 총 참가자: 4명

박형진(남, 602) 이용우(남, 235) 김영선(여, 1109) 박동인(남, 436)

* 2016년도(10/08/16) 총 참가자: 1명

김병두(남, 199)

* 2017년도(10/14/17) 총 참가자: 6명

고병기(남, 1023) 이진희(여, 1589) 정나래(여, 2187) 윤장균(남, 532) 김유지(여, 2338) 안태환(남, 1965)

* 2018년도(10/13/18) 총 참가자: 17명

박성진(남, 1417) 진용균(남, 1406) 박용호(남, 1061) 오일환(남, 1060) 이규선(남, ?) 최광수(남, 1027) 선현수(남, 1072)
조영석(남, 801) 조정현(남, 457) 김백운(남, 314) 김병두(남, 166) 임석민(남, 170) 김남인(여, 2355) 김영선(여, 1242)
배미경(여, 561) 이명순(여, 562) 서정이(여, 371)

* 2019년도(10/12/19) 총 참가자: 16명

오영환(남, 1874) 오일환(남, 1252) 조정현(남, 696) 최훈(남, 1454) 이인식(남1550) 김백운(남, 602) 김오진(930)
김윤오(1210) 백승열(남, 686) 손유성(남, 768) 정원석(남, 1828) 송강섭(남, 1005) 박길자(여, 809) 김영선(여, 1363)
이지현(여, 1976) 조은정(여, 2174)

* 참가자 중 최고령자: 김병두, 임석민(M70~74)

* 한국 선수 최고 기록: 오영환 선수 기록 9:22:47(수영 1:03:18/ 바이크 4:51:16/ 마라톤 3:22:04)

* 총 참가자 수: 103명(남 82명/여 21명) 참가 누락자 연락 주세요.

위의 자료는 전 계명대 교수 강승규 대표(KTS) 제공

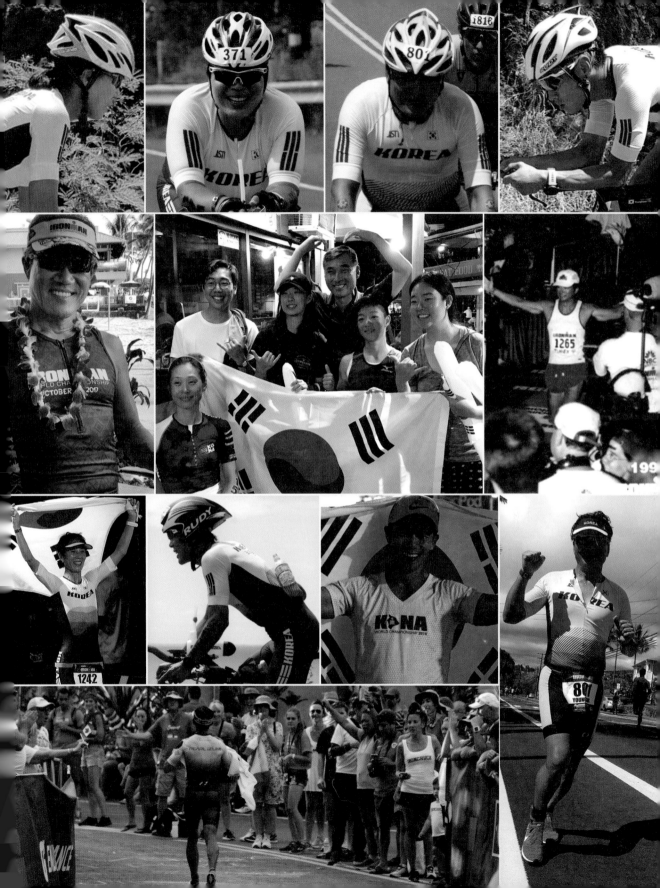

하와이 코나 월드 챔피언십 참가자와의 인터뷰

1. **당신에게 하와이 코나 월드 챔피언십 참가는 인생에 어떤 의미가 있는가?**

   나 자신과의 약속 / 함께한 동반자에게 감사함 / 내 인생의 반환점 / 내 인생의 엄청난 도전 / 포기를 모르는 인생 도전 / 높은 세계의 벽 / 꿈을 이루다 / 건강한 체력을 주신 부모님에 대한 감사

2. **당신에게는 하와이 코나 월드 챔피언십 경기만의 특별함이 있는가?**

   누구나 올 수 없는 경기 / 철인들의 꿈의 무대 코나에서 경기 참가 / 세계 최고의 선수들과 함께한 경기 / 경기 운영위의 기회력, 관리와 치밀함 / 60회 생일에 주신 하나님의 선물

3. **하와이 코나 월드 챔피언십 경기에서 가장 행복했던 것은 무엇인가?**

   대회 후 빅아일랜드 코나 여행 / 천국에 있는 아들을 생각하며 경기 / 포기하지 않고 완주 / 자신이 목표한 시간 완주 / 함께한 한국 선수단과의 시간 / 슈트 없이 수영 경기 / 코나의 비를 맞으며 런 / 골인 지점의 열광적인 갤러리

4. **경기 중 가장 힘들었던 코스나 상황은 무엇인가?**

   마라톤 페이스 조절 / 어두운 마라톤 코스 / 엄청난 바람과의 싸움 / 끝없이 가야만 하는 오르막 코스 / 어두운 마라톤 경기 코스에서의 불안함

5. **경기 자원 봉사자들에게서 받은 격려가 있는가?**

   수많은 격려의 말들 / 열광해 주는 태도 / 헌신적인 섬김 / 착하게 살아야겠다 / 주인공이 된 기분 / 최고!

6. **하와이 코나 월드 챔피언십 경기 중 가장 인상적인 기억은 무엇인가?**

   여성 참가자 중 의족을 하고 뛰는 선수 / 사우스 포인트 절벽 다이빙 / 태극기 들고 골인했을 때 / 코나 지역 일간지에 내 얼굴이 나올 때 / 모든 선수의 엄청난 경기력 / 꿈에서 보던 최고의 프로 선수를 보다

7. **하와이 코나 월드 챔피언십 경기를 마치고 남기고 싶은 한마디는?**

   경기와 가족이 함께하는 코나 여행 / 가정에 대한 소중함과 감사함 / 아이언맨 전도사의 삶으로 / 65세 이후 재도전

인터뷰에 응해 주시고 설문지에 동참해 주신 아이언맨 한 분 한 분께 감사를 드립니다.
박성진(네오) 진용균(목포트라이) 박용호(창원) 오일환(울산) 이규선(도싸) 최광수(도싸) 선현수(IRONWING) 조영석(경인) 조정현(창원) 김백운(네오) 김병두(목동철인클럽) 임석민(임사모) 김남인(10Under) 김영선(부산철인3종클럽) 배미경(드레곤라이더) 이명순(창원) 서정이(수원) 371

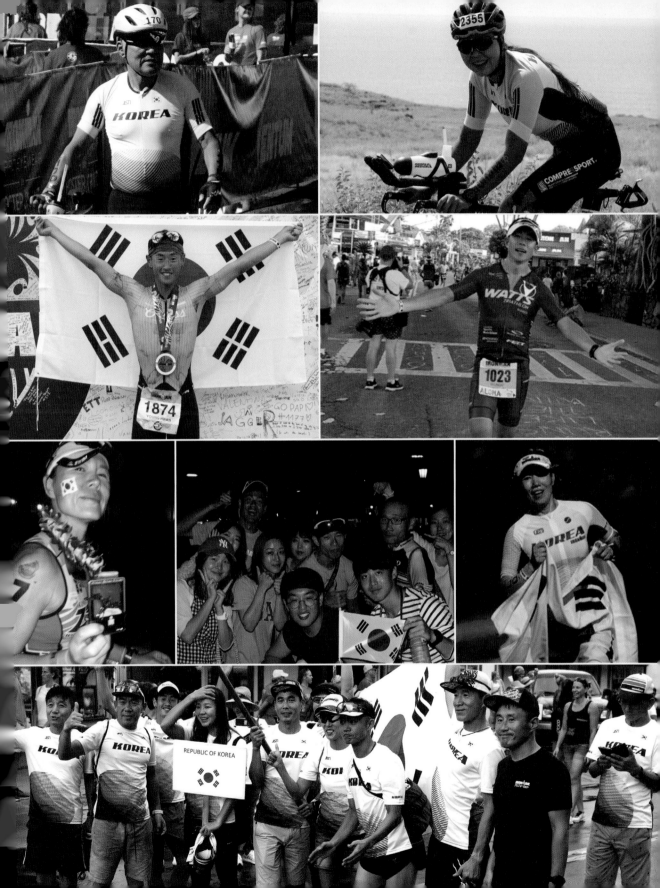

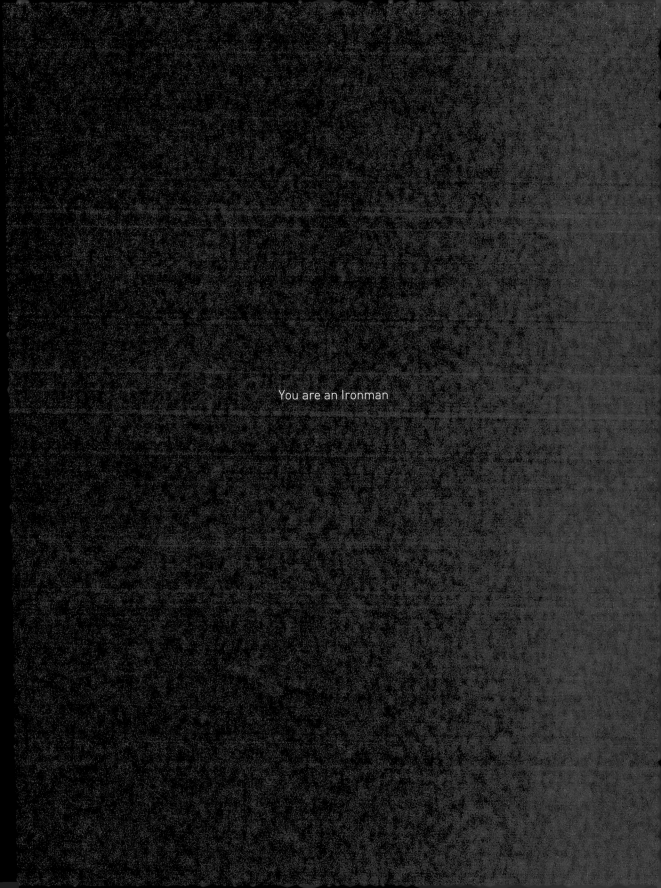

You are an Ironman